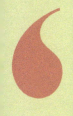

# EMBRIOLOGIA E HISTOLOGIA HUMANA

uma abordagem facilitadora

Débora Cristina Cestaro

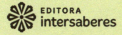

O selo DIALÓGICA da Editora InterSaberes faz referência às publicações que privilegiam uma linguagem na qual o autor dialoga com o leitor por meio de recursos textuais e visuais, o que torna o conteúdo muito mais dinâmico. São livros que criam um ambiente de interação com o leitor – seu universo cultural, social e de elaboração de conhecimentos –, possibilitando um real processo de interlocução para que a comunicação se efetive.

**Conselho editorial**
- Dr. Ivo José Both (presidente)
- Drª. Elena Godoy
- Dr. Neri dos Santos
- Dr. Ulf Gregor Baranow

**Editora-chefe**
- Lindsay Azambuja

**Gerente editorial**
- Ariadne Nunes Wenger

**Assistente editorial**
- Daniela Viroli Pereira Pinto

**Preparação de originais**
- Bruno Gabriel

**Edição de texto**
- Monique Francis Fagundes Gonçalves
- Letra & Língua Ltda. – ME

**Capa**
- Iná Trigo (design)
- 895Studio/Shutterstock (imagem)

**Projeto gráfico**
- Iná Trigo

**Diagramação**
- Sílvio Gabriel Spannenberg

**Equipe de design**
- Sílvio Gabriel Spannenberg
- Iná Trigo

**Iconografia**
- Sandra Lopis da Silveira
- Regina Claudia Cruz Prestes

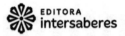

Rua Clara Vendramin, 58 | Mossunguê
CEP 81200-170 | Curitiba | PR | Brasil
Fone: (41) 2106-4170
www.intersaberes.com
editora@editoraintersaberes.com.br

1ª edição, 2020.

Foi feito o depósito legal.

Informamos que é de inteira responsabilidade da autora a emissão de conceitos.

Nenhuma parte desta publicação poderá ser reproduzida por qualquer meio ou forma sem a prévia autorização da Editora InterSaberes.

A violação dos direitos autorais é crime estabelecido na Lei n. 9.610/1998 e punido pelo art. 184 do Código Penal.

**Dados Internacionais de Catalogação na Publicação (CIP)**
**(Câmara Brasileira do Livro, SP, Brasil)**

---

Cestaro, Débora Cristina
   Embriologia e histologia humana: uma abordagem facilitadora/ Débora Cristina Cestaro. 1.ed. Curitiba: InterSaberes, 2020.
(Série Biologia em Foco)

   Bibliografia.
   ISBN 978-65-5517-670-4

   1. Embriologia humana 2. Embriologia – Estudo e ensino 3. Histologia 4. Histologia – Estudo e ensino I. Título II. Série.

20-37012                                   CDD-611.018

---

**Índices para catálogo sistemático:**
1. Histologia humana: Ciências médicas    611.018

Maria Alice Ferreira – Bibliotecária – CRB-8/7964

# SUMÁRIO

| | |
|---|---|
| 6 | Dedicatória |
| 7 | Desenvolvimento do organismo humano |
| 10 | Como aproveitar ao máximo este livro |

**Capítulo 1**
## 15 Introdução à embriologia

| | |
|---|---|
| 16 | 1.1 Sistema reprodutor masculino |
| 23 | 1.2 Sistema reprodutor feminino |
| 30 | 1.3 Hormônios sexuais e ciclo reprodutivo |
| 40 | 1.4 Gametogênese e fecundação |
| 62 | 1.5 Gestação ectópica e gestação múltipla |

**Capítulo 2**
## 73 Etapas do desenvolvimento embrionário

| | |
|---|---|
| 75 | 2.1 Clivagem |
| 83 | 2.2 Blastulação |
| 93 | 2.3 Gastrulação |
| 101 | 2.4 Neurulação |
| 106 | 2.5 Folhetos embrionários e formação de tecidos e órgãos |
| 116 | 2.6 Atividade de pesquisa: o perigo do uso de medicamentos sem orientação médica no período de desenvolvimento embrionário |

**Capítulo 3**
**127 Tecido epitelial**
128   3.1  Características gerais, funções e componentes dos epitélios
133   3.2  Especializações do tecido epitelial: microvilosidades, estereocílios, placas de membrana, interdigitações, invaginações, cílios e flagelos
140   3.3  Epitélio de revestimento
145   3.4  Epitélio glandular
153   3.5  Sugestão prática: observação de lâminas permanentes dos epitélios de revestimento e glandular

**Capítulo 4**
**164 Tecido conjuntivo**
165   4.1  Características gerais, funções e componentes do tecido conjuntivo
177   4.2  Tipos de tecido conjuntivo
188   4.3  Tecidos ósseo e cartilaginoso
209   4.4  Tecido mieloide e composição do sangue
224   4.5  Sugestão prática: observação de tecidos ósseo, cartilaginoso e sanguíneo em lâminas permanentes

**Capítulo 5**
**234 Tecido muscular**
235   5.1  Características gerais, funções, composição e classificação do tecido muscular
238   5.2  Músculo estriado esquelético
242   5.3  Músculo estriado cardíaco

| | |
|---|---|
| 245 | 5.4 Músculo liso |
| 247 | 5.5 Contração muscular |

**Capítulo 6**

| | |
|---|---|
| **272** | **Tecido nervoso** |
| 273 | 6.1 Organização do sistema nervoso humano |
| 278 | 6.2 Células do tecido nervoso |
| 291 | 6.3 Transmissão do impulso nervoso |
| 299 | 6.4 Meninges |
| 304 | 6.5 Contextualizando: ação das drogas no sistema nervoso |

| | |
|---|---|
| 316 | Considerações finais |
| 318 | Referências |
| 322 | Conectando ideias |
| 326 | Apêndice |
| 329 | Respostas |
| 331 | Sobre a autora |

# DEDICATÓRIA

Dedico este livro aos meus pais, Noeli e Valdomiro, que me deram todo suporte por meio de seu amor incondicional. Ao meu marido, Murilo, e às minhas irmãs, Luciana e Beatriz, serei sempre grata pelo incentivo, amor e companheirismo.

# DESENVOLVIMENTO DO ORGANISMO HUMANO

Compreender como uma única célula dá origem a um organismo tão complexo sempre foi uma questão intrigante. Neste livro, procuraremos esclarecer importantes aspectos acerca da reprodução, do desenvolvimento embrionário e da histologia animal, principalmente humana. Para tanto, vamos compilar as informações consideradas mais relevantes, apresentando-as de maneira sucinta e gradativa, em uma tentativa de facilitar tanto o estudo quanto à prática pedagógica.

No Capítulo 1, abordaremos as estruturas dos sistemas reprodutores feminino e masculino, bem como o processo de produção dos gametas e seu controle hormonal. Na sequência, contemplaremos uma introdução à embriologia, evidenciando os processos de fecundação e de formação do zigoto.

Conhecendo bem as estruturas reprodutivas do corpo humano e a forma de interação dos gametas, você estará apto a compreender não apenas os momentos iniciais de desenvolvimento do embrião, mas também os estágios mais avançados e seus principais eventos. Dessa forma, no Capítulo 2, examinaremos as fases de clivagem, blástula, gástrula e nêurula. E, enfim, demonstraremos como os processos de divisão, migração e diferenciação celular são capazes de transformar uma única célula em um organismo complexo, com seus eixos, tecidos, órgãos e sistemas.

No Capítulo 3, relacionaremos os tecidos animais adultos aos tecidos embrionários que os originaram. Além de analisarmos as estruturas de comunicação entre células e os fatores essenciais para o perfeito funcionamento de um tecido animal. As informações desse capítulo contribuirão para que reconheçamos importantes aspectos dos tecidos epiteliais de revestimento e glandular, de modo a favorecer a interpretação de lâminas histológicas observadas com auxílio do microscópio, bem como a descrição de células, estruturas e características desses tecidos.

No Capítulo 4, já imersos no mundo da histologia, destacaremos a grande variedade de células que compõem os tecidos conjuntivos existentes no corpo humano e como cada um deles, com sua respectiva função, exerce um papel fundamental para nossa sobrevivência. Além de aprofundar o conteúdo sobre os tecidos ósseo, cartilaginoso mieloide e demais tecidos conjuntivos, apresentaremos interessantes informações sobre o preparo das lâminas histológicas.

No Capítulo 5, vamos imergir nos conhecimentos sobre os diferentes tipos musculares que compõem o corpo humano. Não só apontaremos as características particulares dos tecidos liso, estriado esquelético e estriado cardíaco, mas também discutiremos a respeito dos diferentes processos de contração realizados durante a movimentação corporal e por órgãos involuntários, como o coração e a bexiga.

Por último, no Capítulo 6, descreveremos tanto o sistema quanto o tecido nervosos, detalhando cada um dos aspectos dessas estruturas tão importantes e responsáveis pelo controle de todo o nosso corpo e pela manutenção da homeostase. Ainda nesse capítulo, discorreremos sobre as etapas das sinapses químicas e da comunicação entre nossas células por meio dos impulsos nervosos. Por fim, abordaremos informações a respeito das drogas psicotrópicas e dos efeitos dessas substâncias no sistema nervoso.

Ao fim de cada capítulo, recomendamos que você verifique como está seu aprendizado e explore os recursos de aprendizagem. Para isso, responda às questões de conhecimento aplicado, mas também aproveite para se aprofundar nos temas aqui tratados por meio das atividades práticas e das propostas de reflexão.

Com a leitura desta obra, esperamos que você obtenha as informações necessárias para construir seu conhecimento sobre os tecidos do corpo humano, entendendo seu desenvolvimento, suas células e suas interações. Isso deve torná-lo mais consciente sobre seu próprio corpo, com desenvolvimento de autonomia para ir além, aplicando os conceitos trabalhados em situações cotidianas, tanto de sua vida pessoal quanto profissional.

Agradecemos aos editores, revisores, diagramadores e demais profissionais envolvidos que tornaram a realização desta obra possível. E, com profundo apreço, torcemos para que todos os leitores deste livro trabalhem para promover a educação, dando-lhe toda a qualidade e o reconhecimento merecidos.

# COMO APROVEITAR AO MÁXIMO ESTE LIVRO

Empregamos nesta obra recursos que visam enriquecer seu aprendizado, facilitar a compreensão dos conteúdos e tornar a leitura mais dinâmica. Conheça a seguir cada uma dessas ferramentas e saiba como elas estão distribuídas no decorrer deste livro para bem aproveitá-las.

**Princípios fundamentais**

Logo na abertura do capítulo, informamos os temas de estudo e os objetivos de aprendizagem que serão nele abrangidos, fazendo considerações preliminares sobre as temáticas em foco.

## ⬥ Síntese

Ao final de cada capítulo, relacionamos as principais informações nele abordadas a fim de que você avalie as conclusões a que chegou, confirmando-as ou redefinindo-as.

## ⬥ Conhecimento aplicado

Apresentamos estas questões objetivas para que você verifique o grau de assimilação dos conceitos examinados, motivando-se a progredir em seus estudos.

## Desenvolvendo a cognição

Aqui apresentamos questões que aproximam conhecimentos teóricos e práticos a fim de que você analise criticamente determinado assunto.

## Conectando ideias

Nesta seção, comentamos algumas obras de referência para o estudo dos temas examinados ao longo do livro.

## ❢ Importante!

Algumas das informações centrais para a compreensão da obra aparecem nesta seção. Aproveite para refletir sobre os conteúdos apresentados.

## ❢ Preste atenção!

Apresentamos informações complementares a respeito do assunto que está sendo tratado.

> **Curiosidade**
>
> Nestes boxes, apresentamos informações complementares e interessantes relacionadas aos assuntos expostos no capítulo.

CAPÍTULO 1

# INTRODUÇÃO À EMBRIOLOGIA,

Os seres vivos são bastante complexos, não é mesmo? Por esse motivo, na biologia existe uma área de pesquisa chamada *biologia do desenvolvimento*, que estuda as questões mais diversas (evolutivas, citológicas, histológicas, ecológicas e moleculares) que permeiam a formação de um ser vivo. E, nesse contexto, existe a embriologia, um ramo da biologia do desenvolvimento.

Embora ao pé da letra o significado da palavra *embriologia* seja "o estudo dos embriões", no caso dos seres humanos ela é responsável pelo estudo dos embriões e fetos durante o período pré-natal.

Você sabe como ocorre o desenvolvimento embrionário humano? Compreende os processos de formação e fusão dos gametas? Conhece os hormônios que controlam os ciclos reprodutivos humanos?

Neste capítulo, apresentaremos os sistemas reprodutores masculino e feminino, bem como os hormônios sexuais e os processos de gametogênese que permitem a produção dos gametas humanos. Assim, você terá mais informações sobre como ocorre a fecundação e se forma o zigoto, a célula que dá início à vida humana.

## 1.1 Sistema reprodutor masculino

Como você deve saber, a espécie humana se reproduz por meio de relações sexuais. Para que isso aconteça, uma série de estruturas que compõem o sistema reprodutor masculino (Figura 1.1) precisa atuar de maneira sincronizada, produzindo o sêmen e os espermatozoides e possibilitando, assim, a fecundação interna por meio da penetração do pênis na vagina.

**Figura 1.1** – Vista lateral do sistema reprodutor masculino – Estruturas ilustradas em corte sagital (exceto testículos, epidídimo e ductos deferentes)

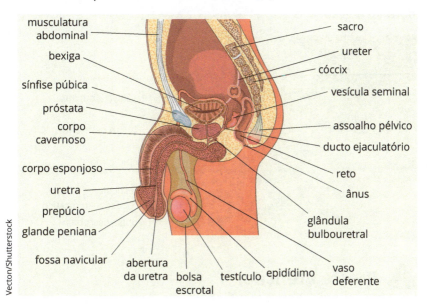

Observe que, desde o local de produção dos espermatozoides e da testosterona – o testículo – até a extremidade da uretra, os ductos interagem com diversos órgãos e estruturas. Vamos conhecer um pouco melhor a anatomia e a fisiologia do sistema reprodutor masculino?

A **bolsa escrotal** ou **escroto** (Figura 1.2) é uma estrutura formada por tecido epitelial e musculatura lisa que envolve e protege os testículos. Para manter a temperatura dos testículos ideal à produção e ao armazenamento dos espermatozoides (entre 34 °C e 35 °C), o escroto é capaz de contrair-se no frio e relaxar no calor – aproximando ou afastando os testículos do corpo do homem.

**Figura 1.2** – Bolsa escrotal humana evidenciando suas camadas e cordão espermático que mantém testículo e epidídimo suspensos dentro do escroto – Genitália externa masculina durante ereção

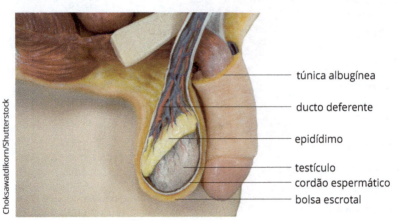

- túnica albugínea
- ducto deferente
- epidídimo
- testículo
- cordão espermático
- bolsa escrotal

Choksawatdikorn/Shutterstock

 **Preste atenção!**

O cordão espermático contém o início do ducto deferente, além de vasos sanguíneos e linfáticos.

Dentro da bolsa escrotal, dividida por um septo, os homens têm dois **testículos**. Ambos são envolvidos por uma estrutura conjuntiva densa – túnica albugínea – que, por sua vez, também projeta septos que dividem o interior de cada testículo em lóbulos. É no interior desses lóbulos que se encontram os **túbulos seminíferos** – local de produção dos espermatozoides.

No interior dos testículos há diferentes tipos celulares. Os túbulos seminíferos têm seu epitélio formado por células de Sertoli e células espermatogênicas, e os espaços entre esses túbulos são ocupados por vasos sanguíneos, vasos linfáticos e células de Leydig.

 **Importante!**

As células de Leydig compõem o tecido endócrino dos testículos, sendo responsáveis pela secreção de testosterona e outros andrógenos. As células espermatogênicas são aquelas de linhagem gamética, que darão origem aos espermatozoides durante o processo da espermatogênese (que veremos melhor na Seção 1.4.2). Já as células de Sertoli atuam na organização estrutural dos túbulos seminíferos, além da nutrição e sustentação das células espermatogênicas.

Os espermatozoides e o líquido testicular, produzidos nos túbulos seminíferos (Figura 1.3), desembocam na *rede testis,* ou rede testicular, e de lá são conduzidos pelos **túbulos eferentes** até o **epidídimo**. Enquanto os espermatozoides ali amadurecem, parte do líquido testicular é reabsorvido. Em razão da ação de células contráteis do epitélio do epidídimo, os espermatozoides armazenados são transportados por peristalse aos **canais deferentes**. Caso não ocorra ejaculação, os gametas masculinos são reabsorvidos no próprio epidídimo.

**Figura 1.3** – Ilustração esquemática da genitália masculina e, abaixo, da anatomia dos testículos humanos, evidenciando os túbulos seminíferos, a rede testicular e o epidídimo

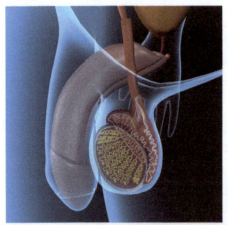

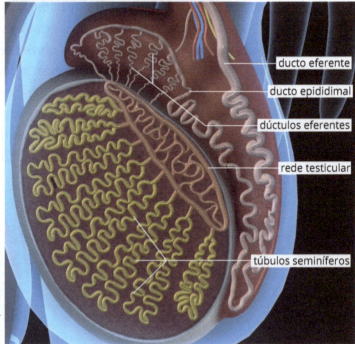

Do canal ou ducto deferente até a uretra, secreções produzidas por glândulas anexas são adicionadas ao sêmen, garantindo a sobrevivência dos espermatozoides e as condições para a fecundação.

As primeiras a unir sua secreção ao líquido testicular espermático são as **vesículas seminais**. O homem tem duas dessas vesículas alongadas e saculiformes, que se unem ao ducto deferente, formando o ducto ejaculador. As vesículas seminais produzem um material viscoso, amarelado, de pH básico e rico em frutose, que é liberado pelo ducto ejaculador e passa a compor o sêmen, fornecendo energia aos espermatozoides.

Na sequência, dezenas de glândulas formam uma estrutura chamada *próstata*, cujos ductos desembocam na região inicial da uretra, denominada *região prostática*. Sua secreção é incolor, rica em ácido cítrico e fosfatase ácida, tendo pH ligeiramente abaixo de 7. Assim, o pH final do ejaculado aproxima-se de 7,8 (Garcia; Fernández, 2012; Ross et al., 1993).

 **Preste atenção!**

As vesículas seminais e a próstata tanto produzem quanto armazenam suas secreções até a ejaculação, sendo ambas as estruturas reguladas pela testosterona.

Embora não produzam secreções que componham o sêmen, as **glândulas bulbouretrais** são de grande importância para o sistema reprodutor masculino. Elas são responsáveis pela substância clara, viscosa e rica em açúcares e proteínas – produzida em razão do estímulo sexual – que precede a ejaculação e atua como lubrificante para a **uretra**, uma estrutura compartilhada pelos sistemas urinário e reprodutor masculino (Figura 1.4), com cerca de 20 centímetros de comprimento.

**Figura 1.4** – Sistema reprodutor masculino (estruturas internas e externa)

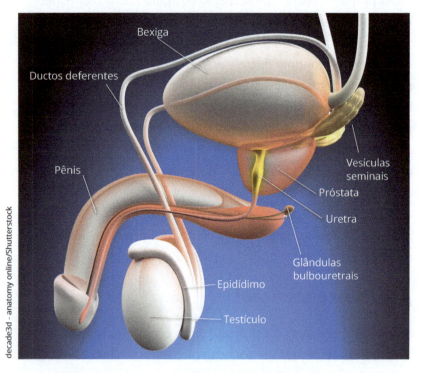

O **pênis**, órgão copulador masculino, é formado por três estruturas de tecido erétil: um par de corpos cavernosos e um corpo esponjoso. Situado dorsalmente, o corpo esponjoso envolve a uretra e apresenta uma dilatação na extremidade distal que forma a glande do pênis. Esta, por sua vez, é recoberta por uma camada extra de pele, o prepúcio.

Em seu estado flácido, o pênis apresenta baixo fluxo de sangue. No entanto, quando ocorre estímulo sexual, o fluxo sanguíneo aumenta em consequência dos impulsos nervosos vasodilatadores. Assim, o sistema nervoso parassimpático promove o relaxamento dos vasos penianos e da musculatura dos corpos cavernosos enquanto o sistema nervoso simpático inibe a vasoconstrição. O sangue distende os espaços entre as trabéculas dos corpos penianos, e o pênis fica ereto até que a ejaculação e o orgasmo sinalizem para a redução da atividade parassimpática e ocorra o fim da ereção.

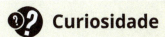 **Curiosidade**

Considerando a evolução da espécie humana, é fácil acreditar que o controle nervoso permite que as chances da fecundação aumentem, uma vez que o pênis tende a permanecer ereto, e a libido sexual, alta até a liberação dos espermatozoides durante a ejaculação.

Agora que você leu sobre as estruturas do sistema reprodutor masculino e suas funções, uma a uma, consegue entender como o corpo masculino está preparado para ejacular durante uma relação sexual? Tente listar objetivamente as etapas necessárias para que o esperma seja produzido e possa ser ejaculado. Assim, se tiver dúvidas, poderá voltar e reler o que ainda não compreendeu antes de incluirmos mais detalhes necessários para o entendimento da fecundação.

## 1.2 Sistema reprodutor feminino

No início do desenvolvimento embrionário, a anatomia dos bebês dos sexos masculino e feminino é aparentemente idêntica. Por isso, no começo da gestação, é impossível determinar o sexo do bebê por meio de exames de ultrassom. Porém, com o passar das semanas, a estrutura dos órgãos reprodutores se diferencia interna e externamente. Ao passo que os meninos apresentam pênis e escroto aparentes, as meninas desenvolvem a vulva (Figura 1.5).

**Figura 1.5** – Genitália feminina externa (vulva)

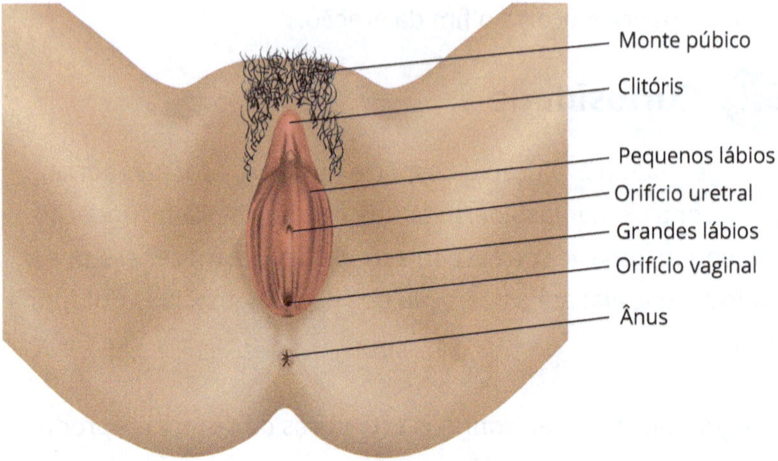


Montenegro/Shutterstock

***Vulva*** é o nome dado ao conjunto de estruturas que compõem a genitália externa feminina. Os **grandes lábios**, formados por pele e gordura, e os **pequenos lábios**, formados por mucosa, atuam na proteção da entrada da vagina e da uretra – protegendo, assim, o aparelho reprodutor e excretor feminino. Afinal, diferentemente dos homens, as mulheres não compartilham a uretra entre o sistema excretor e reprodutor.

O **monte púbico**, tecido adiposo coberto por pele e pelos pubianos, diminui o impacto no osso púbico durante a relação sexual, também exercendo função de proteção.

O **clitóris**, localizado na parte superior da junção das pregas dos pequenos lábios, é um órgão erétil formado pelos corpos cavernosos e a glande do clitóris. Na genitália externa feminina, são encontradas diversas terminações nervosas sensoriais. Os corpúsculos de Meissner, por exemplo, situam-se na pele que reveste esta glande: o prepúcio feminino. Os sinais sensoriais são essenciais para desencadear respostas fisiológicas ao estímulo sexual (Ross et al., 1993).

Na vulva, existem glândulas homólogas às glândulas bulbouretrais masculinas: são as **glândulas vestibulares**, que secretam muco lubrificante na região do vestíbulo – em torno da abertura para a vagina, do clitóris e da uretra. Além disso, glândulas sebáceas e sudoríparas podem ser encontradas nos lábios menores (Junqueira; Carneiro, 2004).

A parte interna do sistema reprodutor feminino (Figura 1.6) é composta por dois ovários, duas tubas uterinas, o útero e a vagina.

**Figura 1.6** – Sistema reprodutor feminino interno

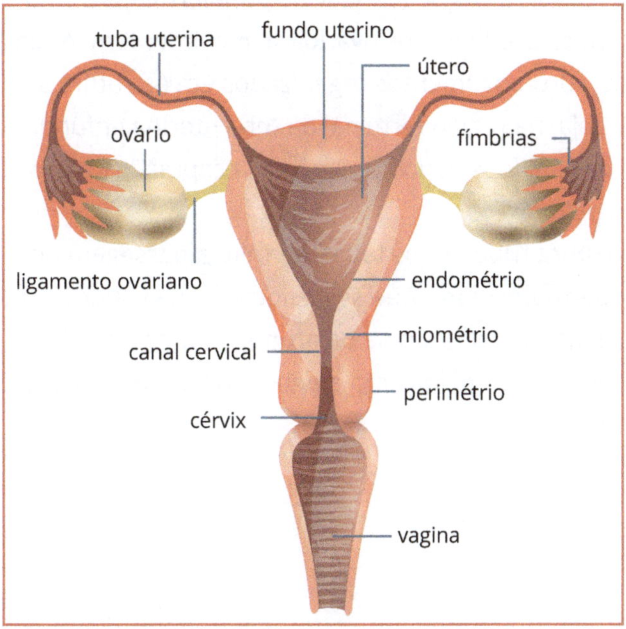

Os **ovários**, conectados ao útero por meio dos ligamentos ovarianos, são responsáveis pela produção dos hormônios esteroides femininos e dos ovócitos através da ovogênese (veremos esse assunto na Seção 1.4.3).

### ❓ Curiosidade

Segundo Ross et al. (1993), um ovário adulto tem cerca de 4,5 cm³, sendo dividido em duas porções: a medular (central) e a cortical (periférica). No entanto, depois da menopausa, esse volume ovariano tende a se reduzir significativamente.

As **tubas uterinas** ou ovidutos (antigamente chamadas de *trompas de Falópio*) apresentam cerca de 10-18 cm de comprimento. Cada tuba uterina (Figura 1.7) tem quatro partes: porção uterina, istmo, ampola e infundíbulo.

Durante a ovocitação (conhecida popularmente como *ovulação*), as tubas uterinas e os ovários se movimentam. Assim, as **fímbrias** – prolongamentos organizados em estrutura similar a uma franja, na região terminal da tuba uterina (infundíbulo) – aproximam-se dos ovários, facilitando a captação do ovócito liberado pelo ovário.

A estrutura tubular das tubas permite a passagem do ovócito e dos espermatozoides, que se deslocam em sentidos contrários e, geralmente, encontram-se na **ampola**. Partindo daí, o zigoto em clivagem passa pelo istmo e pela porção uterina da tuba, até chegar ao útero.

**Importante!**

As tubas uterinas propiciam o meio necessário para a fertilização e o desenvolvimento inicial do embrião através de suas células não ciliadas secretoras, assim como auxiliam os gametas e o zigoto em sua trajetória por meio da contração da musculatura lisa e do batimento ciliar de suas células ciliadas.

**Figura 1.7** – Tuba uterina e suas fímbrias estabelecendo contato com o ovário humano – ilustração

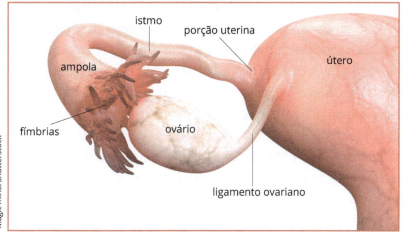

O **útero**, situado entre o reto e a bexiga, tem aproximadamente 7,5 cm de comprimento e formato de pera achatada. O órgão é dividido em fundo uterino, corpo do útero e cérvix. O corpo do útero é a maior das três partes, sendo a parte dilatada superior e oca. A cúpula do corpo do útero é a região denominada *fundo uterino*, e a porção inferior, estreitada e que se abre na vagina, é o cérvix ou colo uterino. O colo uterino tem tecido conjuntivo denso em abundância e sob controle hormonal, podendo atuar no controle da passagem de espermatozoides, principalmente durante a gestação com a formação do tampão mucoso.

A parede uterina também é subdividida, sendo constituída por três camadas: o perimétrio (envoltório), o miométrio (parede de musculatura lisa) e o endométrio (camada mucosa interna).

O **endométrio** é a camada mais interna do corpo do útero, apresentando uma parte basal, que praticamente não sofre alterações, e uma parte funcional, que passa por alterações morfológicas e funcionais em todo ciclo menstrual – inclusive desintegrando-se e descamando durante a menstruação e o parto.

O **miométrio**, que constitui parte significativa do corpo do útero, é capaz de contrair-se tanto para expulsar o endométrio durante a menstruação quanto provocando as contrações da gestante. Durante a gravidez (Figura 1.8), ocorre hipertrofia e aumento do número de células do miométrio e, assim, a parede do útero sofre estiramento, ficando mais fina com o passar das semanas. Após o parto, algumas células degeneram e outras voltam ao seu tamanho original. Desse modo, o útero pode reduzir seu tamanho.

O **perimétrio** é uma fina camada de tecido conjuntivo, firmemente aderida ao miométrio, que reveste a parte externa do útero. Em algumas regiões desse órgão, pode haver, também, células epiteliais formando um mesotélio de revestimento e em outras não.

**Figura 1.8** – Comparação entre a anatomia feminina interna de não gestante e de gestante

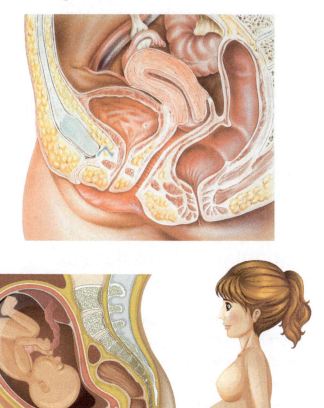

A vagina é um órgão fibromuscular, cuja abertura se encontra no vestíbulo (região entre os lábios menores) e pode estar circundada por dobras mucosas, conhecidas como *hímen*.

A mucosa que reveste a vagina não contém glândulas, sendo lubrificada por muco do cérvix, uma vez que a porção terminal da vagina coincide com o início do colo do útero.

 **Preste atenção!**

O epitélio vaginal também sofre alterações ao longo do ciclo menstrual, podendo sintetizar e armazenar glicogênio ou descamar – tudo sob influência hormonal. Bactérias vaginais são capazes de metabolizar o glicogênio e produzir ácido láctico, contribuindo para a acidez vaginal e, consequentemente, protegendo-a de certos patógenos.

## 1.3 Hormônios sexuais e ciclo reprodutivo

Os hormônios são substâncias químicas produzidas pelo sistema endócrino e liberadas na corrente sanguínea capazes de promover efeitos específicos no corpo humano. Diariamente, há diversos hormônios controlando nosso metabolismo e garantindo nossa homeostase. Vamos, agora, atentar para os hormônios relacionados com a capacidade de reprodução masculina e feminina e entender como eles atuam?

### 1.3.1 Regulação hormonal da espermatogênese

Ao nascer, o bebê do sexo masculino apresenta um aparelho reprodutor com estruturas diferentes daquelas que desenvolve na adolescência. Embora as células de Leydig, produtoras de testosterona, apresentem atividade intensa durante o período fetal – garantindo, dessa forma, a diferenciação da genitália masculina –, elas passam por um período de inativação, voltando a atuar ativamente apenas na puberdade. Nessa etapa da vida, o menino passa por uma série de mudanças corporais provocadas pelo aumento desse andrógeno, desenvolvendo as características sexuais secundárias (Figura 1.9).

Nos testículos, especificamente, as células germinativas primordiais masculinas tornam-se espermatogônias, e os cordões sexuais presentes no testículo do bebê adquirem luz, tornando-se os túbulos seminíferos. Esses túbulos têm sua atividade aumentada e sofrem dobras ao longo de seu comprimento, provocando um aumento testicular.

**Figura 1.9** – Características secundárias sexuais masculinas

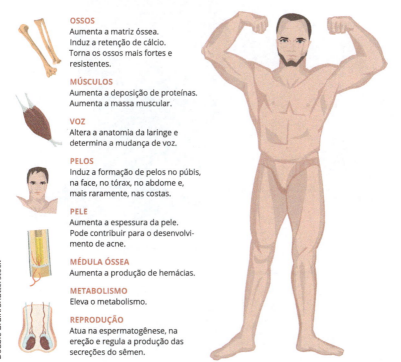

**OSSOS**
Aumenta a matriz óssea.
Induz a retenção de cálcio.
Torna os ossos mais fortes e resistentes.

**MÚSCULOS**
Aumenta a deposição de proteínas.
Aumenta a massa muscular.

**VOZ**
Altera a anatomia da laringe e determina a mudança de voz.

**PELOS**
Induz a formação de pelos no púbis, na face, no tórax, no abdome e, mais raramente, nas costas.

**PELE**
Aumenta a espessura da pele.
Pode contribuir para o desenvolvimento de acne.

**MÉDULA ÓSSEA**
Aumenta a produção de hemácias.

**METABOLISMO**
Eleva o metabolismo.

**REPRODUÇÃO**
Atua na espermatogênese, na ereção e regula a produção das secreções do sêmen.

Double Brain/Shutterstock

Durante a vida adulta, as gônadas masculinas (testículos), o hipotálamo e a hipófise (Figura 1.10) agem de maneira integrada para garantir o funcionamento do sistema reprodutor masculino. O hipotálamo, por meio do hormônio liberador gonadotrófico (GnRH), regula a atividade da adeno-hipófise e estimula a produção da prolactina, do hormônio folículo estimulante (FSH) e do hormônio luteinizante (LH) – também conhecido como *hormônio estimulante das células intersticiais* (ICSH). Tais hormônios hipofisários, por sua vez, influenciam as células e as atividades testiculares.

**Figura 1.10** – Hipotálamo e hipófise humanas

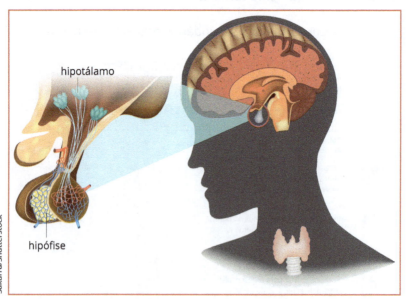

O **LH** atua nas **células intersticiais** (células de Leydig) estimulando a produção de andrógenos – especialmente a testosterona. Segundo Ross et al. (1993), essa produção pode ser ainda maior quando a prolactina se associa ao LH e aumenta a atividade das células intersticiais.

Já o **FSH** atua diretamente nas células de **Sertoli**, células de sustentação – originadas a partir do epitélio da gônada – que produzem a proteína de ligação ao androgênio (ABP). Essa proteína é capaz de se ligar à testosterona produzida pelas células de Leydig, retendo o hormônio masculino nos túbulos seminíferos. Assim, em maior concentração nos testículos, a testosterona atua em conjunto com o hormônio FSH no processo de espermatogênese (veremos mais detalhes na Seção 1.4).

Por mecanismo de *feedback*, a testosterona circulante (Figura 1.11) atua na modulação do LH. Assim, caso haja grande quantidade de testosterona no organismo, o hipotálamo e a hipófise receberão essa informação, diminuindo a síntese do LH e do FSH e, consequentemente, a produção das células de Sertoli e de Leydig. Além da testosterona, a inibina – proteína produzida pelas células de Leydig – é capaz de regular a produção do FSH por meio de *feedback* negativo. A administração de hormônios é um fator que pode interferir nessa regulação hormonal e na espermatogênese.

**Figura 1.11** – A testosterona, seus efeitos e o controle hormonal

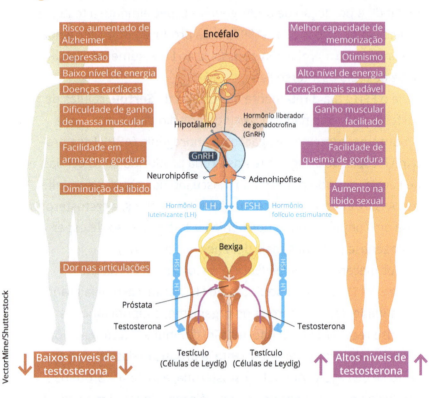

## 1.3.2 Regulação hormonal da ovogênese

Assim como os homens, as mulheres sofrem mudanças corpóreas durante a puberdade. Desde sua primeira menstruação (menarca) até a menopausa, os ciclos reprodutivos da mulher tornam-se mensais e envolvem alterações hormonais que influenciam na ação de glândulas como o hipotálamo e a hipófise, mas também na atividade de ovários, útero, vagina, tubas uterinas e glândulas mamárias (Figura 1.12).

**Figura 1.12** – As alterações hormonais e fisiológicas durante o ciclo menstrual

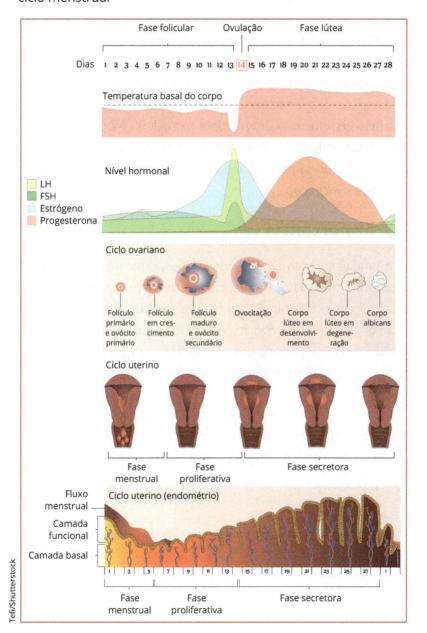

No corpo feminino, o neurohormônio GnRH também regula as funções secretoras da hipófise, controlando, assim, a liberação dos hormônios gonadotróficos LH e FSH.

O **FSH** estimula os folículos ovarianos a se desenvolver e induz as células foliculares a secretar estrógenos (também conhecidos como *estrogênios*). Já a progesterona, outro hormônio feminino de grande importância, tem sua produção estimulada pelo **LH**, que atua diretamente nas células foliculares e no corpo lúteo, influenciando na produção desse hormônio. Além disso, o LH atua como gatilho na liberação do ovócito secundário durante a ovocitação.

###  Importante!

Os primatas apresentam períodos férteis, caracterizados pela ovocitação, com maior frequência que os demais mamíferos. O ciclo menstrual é justamente o período em que ocorrem a maturação e a liberação do ovócito, correspondendo à integração de três ciclos influenciados pelos hormônios ora apresentados: os ciclos ovariano, uterino e cervical (Garcia; Fernández, 2012).

Os eventos que ocorrem durante o ciclo menstrual são divididos de acordo com as situações clínicas e funcionais da mulher, caracterizando as fases menstrual, proliferativa e secretora (Figura 1.13).

**Figura 1.13** – Ciclo menstrual feminino

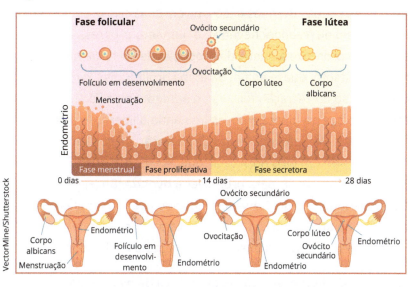

O primeiro dia da menstruação é considerado a data de início do ciclo menstrual. Durante esse período, que dura em média três a cinco dias, parte do endométrio descama e, junto com o sangue dos vasos sanguíneos que se romperam, é eliminado pela vagina, deixando, assim, o endométrio mais fino.

A segunda fase do ciclo é a fase proliferativa, também conhecida como *folicular* ou *estrogênica*, e dura cerca de nove dias. Nesse período, como o próprio nome sugere, ocorre o aumento de estrógeno no organismo feminino. Isso acontece porque, durante a fase menstrual, os níveis de LH e FSH aumentam, fazendo folículos ovarianos iniciarem seu desenvolvimento. Já maiores, eles passam a secretar estrógenos na fase proliferativa. Como consequência dessa alteração hormonal, o endométrio sofre proliferação celular, reconstituindo parte da estrutura perdida durante a menstruação e atingindo espessura de aproximadamente 2-3 mm. É durante essa etapa do ciclo menstrual que as tubas uterinas desenvolvem seus cílios.

Por meio de *feedback* negativo, o aumento progressivo de estrógeno promove a queda da produção de FSH pela hipófise. No entanto, quase ao fim da etapa proliferativa, com a contribuição da secreção folicular, o aumento significativo do estrógeno age no hipotálamo, estimulando a liberação de GnRH. Este, por sua vez, provoca ondas de liberação de gonadotrofinas – gerando um pico hormonal, que, ao 14° dia, atinge quantidade suficiente de LH para promover a **ovocitação** (Figura 1.14). Nesse período, o muco cervical produzido pelas glândulas do colo uterino apresenta condições ideais para receber os espermatozoides e permitir a busca desses gametas pelo ovócito.

**Figura 1.14** – Representação esquemática da ovocitação

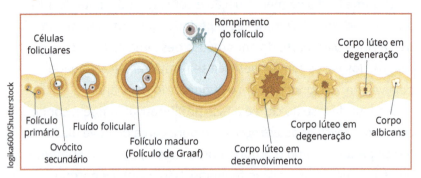

Depois da ovocitação, o folículo que liberou o ovócito sofre uma transformação por influência do hormônio luteinizante, caracterizando-se como **corpo lúteo**. Tem início, assim, a fase lútea ou secretora, que durará aproximadamente 13 dias (Garcia; Fernández, 2012; Moore et al., 2008).

Durante a terceira etapa do ciclo menstrual, o corpo lúteo secreta progesterona e baixas quantidades de estrógeno. Por ação da progesterona, nessa fase o endométrio atinge sua espessura máxima, seu clímax: aproximadamente 5 mm. Além disso, suas glândulas tornam-se tortuosas e produzem quantidades significativas de secreção. Assim, caso ocorra a fecundação e o embrião tenha alcançado o útero, ele poderá fixar-se. Tal fixação é favorecida pelo fato de a progesterona inibir contrações uterinas que poderiam interferir na implantação do embrião (Junqueira; Carneiro, 2004).

Caso não ocorra a fecundação e nidação do embrião, com a queda dos níveis de LH e a ausência da gonadotrofina coriônica humana (HCG), o corpo lúteo degenera entre 8 e 12 dias após a ovocitação. Posteriormente, o corpo lúteo é transformado em uma cicatriz ovariana – o **corpo albicans**. Como consequência da degeneração do corpo lúteo, os níveis de progesterona e estrógeno caem e o endométrio entra na fase isquêmica, causando morte das paredes das artérias e da parte funcional do endométrio, que volta a descamar, iniciando um novo ciclo menstrual.

Ocorrendo a fecundação, o hormônio HCG mantém o corpo lúteo ativo e secretando progesterona e estrógeno. Uma vez que a gestante se mantém na fase lútea, não ocorre menstruação – o que garante a sobrevivência do embrião. Após o parto, os ciclos menstruais permanecerão mensais até outra gestação ou até o período da menopausa, que costuma ocorrer entre os 45-50 anos. Em razão da queda dos hormônios sexuais na menopausa, o corpo feminino passa por um novo período de mudanças, ocorrendo, inclusive, uma involução dos órgãos reprodutores femininos (Junqueira; Carneiro, 2004; Moore et al., 2008).

**Preste atenção!**

O uso de métodos contraceptivos hormonais provoca alterações no ciclo menstrual normal. A maioria das pílulas anticoncepcionais de uso oral, por exemplo, costuma manter constante os níveis de progesterona e estrógeno. Assim, por meio do mecanismo de *feedback* negativo, acontece a inibição da ação dos hormônios hipofisários, não permitindo que ocorra a ovocitação.

## 1.4 Gametogênese e fecundação

O sucesso reprodutivo é essencial para a existência de uma espécie. No planeta Terra, já foram identificadas e descritas mais de 8,7 milhões de espécies (Mora et al., 2011), sendo todas elas capazes de transmitir seu material genético aos seus descendentes. Embora existam diferentes estratégias de reprodução assexuada e sexuada, a maioria dos animais e plantas se reproduz a partir de células especializadas – os gametas.

 **Importante!**

Os gametas masculinos e femininos dos animais sexuados são formados a partir do processo de gametogênese e derivam das células germinativas primordiais, células somáticas localizadas nas gônadas masculinas (testículos) e femininas (ovários). Esse processo consiste na divisão celular meiótica aliada à maturação dos espermatozoides (espermatogênese) e dos ovócitos (ovogênese).

Vale ressaltar que existem dois processos de divisão realizados pelas células animais: a **mitose** e a **meiose**. A divisão celular meiótica está envolvida com a formação de células haploides (n), ou seja, células que apresentam um único conjunto completo de cromossomos da espécie, assim como os gametas. Já a mitose é responsável pela formação de células-filhas idênticas à célula original, apresentando dois conjuntos de cromossomos e sendo chamadas de *células diploides* (2n). A mitose é o tipo de divisão celular mais frequente, ocorrendo com as células somáticas durante a cicatrização e o crescimento, por exemplo.

Neste momento, abordaremos os detalhes da meiose, no entanto recomendamos que você, leitor, faça sua própria pesquisa referente à divisão celular mitótica e, assim, possa recordar suas etapas e os aspectos mais relevantes.

### 1.4.1 Meiose

A meiose (Figura 1.15) é o tipo de divisão celular comum ao processo de formação de ovócitos e espermatozoides. Ela é constituída pelas etapas reducional (meiose I) e equacional (meiose II), e, em cada uma delas, as células passam pelas fases de prófase, metáfase, anáfase e telófase. Graças a esse tipo de divisão celular, que gera células haploides, é possível manter o número de cromossomos de uma espécie constante geração após geração.

**Figura 1.15** – Representação esquemática da meiose ocorrendo em uma célula com dois pares de cromossomos

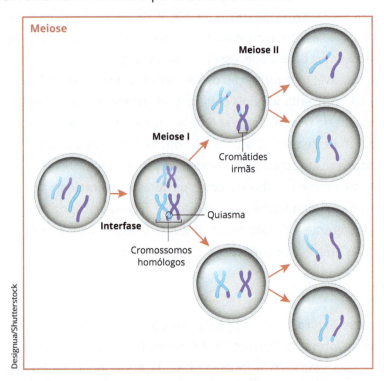

Mas como funciona esse processo nos seres humanos?

Os seres humanos têm cerca de 35 mil genes distribuídos em 46 cromossomos (Langman; Sadler, 2005), que, nas células somáticas, estão organizados em 23 pares (Quadro 1.1). Essa carga – um cromossomo de origem paterna e outro de origem materna formando cada par – corresponde ao número diploide da espécie. Entre esses 46 cromossomos, 44 são autossomos, responsáveis pelas mais diversas funções do corpo humano, e 2 correspondem ao par sexual. Nos humanos, assim como nos demais mamíferos, as fêmeas apresentam par sexual XX, e os machos, XY.

## Quadro 1.1 – Cariótipo humano

| | |
|---|---|
| **Figura 1.16** – Cariograma humano obtido por meio de observação microscópica | |
| **Figura 1.17** – Técnica de bandeamento G em cromossomos humanos | |
| **Figura 1.18** – Representação esquemática do idiograma humano normal feminino e masculino | |

Rattiya Thongdumhyu/Shutterstock
Richard J Green/Science Source/Fotoarena
somersault1824/Shutterstock

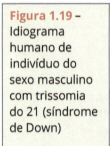
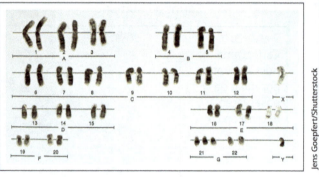

**Figura 1.19** – Idiograma humano de indivíduo do sexo masculino com trissomia do 21 (síndrome de Down)

No início da primeira divisão meiótica (meiose I), os espermatócitos e os ovócitos primários duplicam seu material genético, assim como na mitose. Desse modo, as células em divisão passam a ter cada um de seus 46 cromossomos com 2 cromátides-irmãs. No entanto, ainda durante a primeira divisão meiótica, essas células têm seu número de cromossomos reduzidos pela metade. Isso ocorre porque os cromossomos homólogos e os cromossomos do par sexual pareiam durante a prófase I, sendo separados durante a anáfase I. Restam, no final da primeira divisão, células novas (espermatócito ou ovócito secundário) e haploides, com 23 cromossomos – um de cada par – ainda de cromátide dupla. Essa disjunção é o que baseia a separação dos alelos apresentada na 1ª Lei de Mendel, a lei da segregação.

Na segunda divisão meiótica, as cromátides irmãs de cada cromossomo são separadas e distribuídas entre os gametas de maneira individual. Assim, cada cromátide irmã estará em um gameta ou em um corpo polar (célula feminina com pouco citoplasma que se degenera ao longo do desenvolvimento).

É durante a primeira meiose (Figura 1.20) que ocorre um importante mecanismo de recombinação genética que aumenta a variabilidade entre os gametas produzidos. Essa recombinação depende de um processo chamado *crossing-over*, ou permuta, que acontece durante a prófase I, no momento em que os pares de cromossomos homólogos estão pareados e tão próximos a ponto de conseguirem se cruzar (formando quiasmas) e realizar trocas de segmentos entre suas cromátides.

Depois dessa troca, as cromátides são distribuídas aos gametas de maneira aleatória na meiose II (Figura 1.21). Posteriormente, durante a fecundação, associam-se a outra cromátide, que também pode ter sido recombinada no organismo de origem, garantindo a formação de zigotos com combinações genéticas únicas.

**Figura 1.20** – Representação esquemática da meiose I – A etapa reducional da meiose e a ocorrência do *crossing-over*

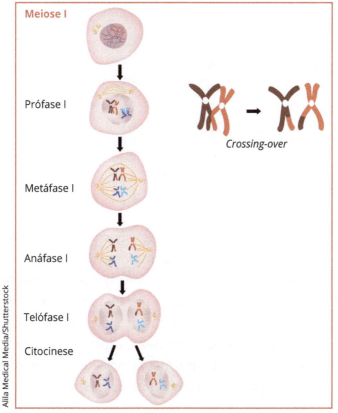

**Figura 1.21** – Representação esquemática da meiose II – A etapa equacional e a separação das cromátides irmãs

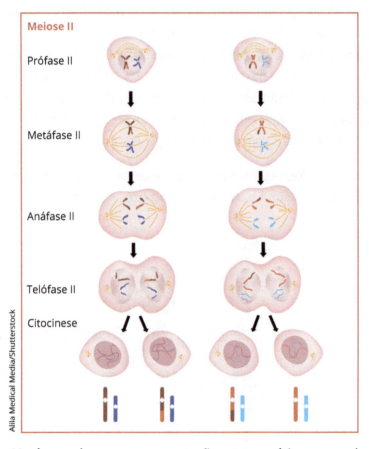

Você percebeu nas representações esquemáticas as mudanças que acontecem na célula e nos cromossomos durante as etapas das meioses I e II? Como mencionamos anteriormente, esses eventos meióticos ocorrem de maneira similar em ambos os sexos. No entanto, durante a gametogênese, principalmente nas etapas de maturação dos gametas (a espermatogênese e a ovogênese), tanto o organismo masculino quanto o feminino apresentam suas particularidades. Vamos conhecê-las?

## 1.4.2 Espermatogênese

Quando nascem, os homens têm células germinativas nos cordões sexuais de seus testículos. Com a puberdade, esses cordões passam a apresentar um lúmen, sendo conhecidos como *túbulos seminíferos* (Figura 1.22). Trata-se do local onde as espermatogônias originadas a partir das células germinativas aumentam em número e sofrem modificações, transformando-se em espermatócitos primários.

**Figura 1.22** – A espermatogênese nos túbulos seminíferos

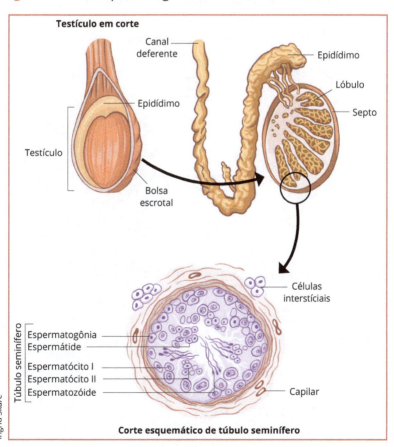

Os espermatócitos primários são as células que entram em meiose e que, ao final da primeira divisão meiótica, originam dois espermatócitos secundários cada. Estes, por sua vez, originam, ao final da segunda divisão meiótica, quatro espermátides haploides, com aproximadamente um quarto do tamanho dos espermatócitos primários. As espermátides passam por um processo de metamorfose por meio do qual os espermatozoides assumem seu formato característico – a espermiogênese (Figura 1.23).

**Figura 1.23** – Representação esquemática da espermiogênese

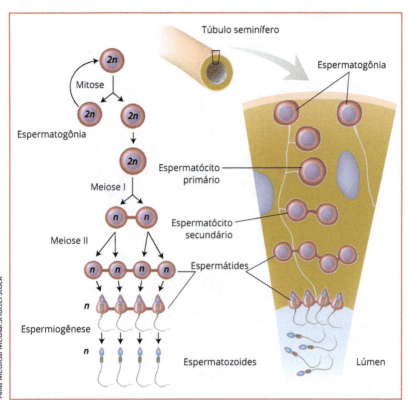

Durante a espermiogênese – processo que dura cerca de dois meses – ocorrem alterações nos componentes celulares das espermátides, a fim de estabelecer nos espermatozoides estruturas essenciais para a fecundação (Figura 1.24). Em resumo, parte do citoplasma é perdido, o núcleo alonga-se e condensa, e o acrossoma forma-se a partir do complexo de Golgi. Ocorre, então, a formação do flagelo e diversas mitocôndrias acumulam-se na peça intermediária do espermatozoide.

**Figura 1.24** – Representação esquemática do processo de espermiogênese e o desenvolvimento do espermatozoide

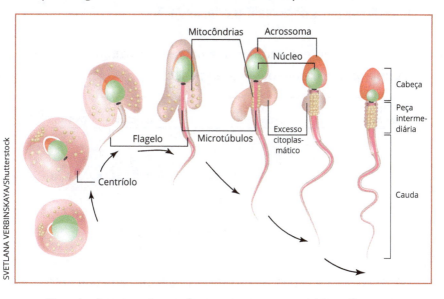

Depois dessa metamorfose, os espermatozoides vão para a luz dos túbulos seminíferos e de lá são conduzidos ao epidídimo, onde serão maturados e se tornarão funcionais – adquirindo maior capacidade de motilidade. Quando ejaculados, os espermatozoides considerados maduros (Figura 1.25) são capazes de se deslocar ativamente por meio de sua cauda. Esta, por sua vez, apresenta três segmentos: peça intermediária, peça principal e peça terminal. A peça intermediária é de extrema importância, pois contém mitocôndrias que produzem ATPs (adenosina trifosfato) e, assim, consegue suprir a necessidade energética dos gametas masculinos.

 **Preste atenção!**

Os espermatozoides ejaculados apresentam em seu acromossoma as enzimas necessárias para realizar a digestão da *corona radiata* e da zona pelúcida do ovócito. No entanto, eles ainda não estão prontos para realizar a fecundação.

Figura 1.25 – Representação esquemática da estrutura de um espermatozoide pronto para ser ejaculado

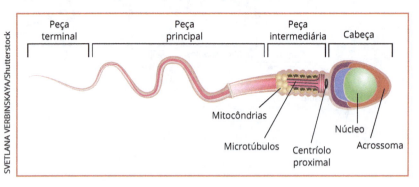

Apenas após a capacitação, processo de aproximadamente sete horas, é que os espermatozoides estarão aptos para fecundar o ovócito. A capacitação costuma ocorrer no útero e nas tubas uterinas, dependendo tanto das secreções do sêmen quanto do sistema reprodutor feminino. Isso basicamente consiste na alteração da membrana plasmática do espermatozoide (com sequestro de colesterol pela albumina das secreções femininas), no aumento da motilidade, na retirada de glicoproteínas e proteínas da membrana que revestem o acrossoma e na fosforilação de proteínas envolvidas no processo de fecundação.

## 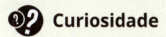 Curiosidade

O primeiro espermatozoide a chegar na região do óvulo nem sempre é o que realiza a fecundação. Afinal, ele pode não ter se submetido aos produtos de secreção do corpo feminino pelo tempo necessário para sua capacitação.

### 1.4.3 Ovogênese

A ovogênese, também conhecida como *oogênese* ou *ovocitogênese*, é o processo de maturação dos ovócitos (oócitos) que ocorre no corpo feminino. As ovogônias, células primordiais do embrião feminino, realizam mitoses e crescem em tamanho, formando os ovócitos primários ainda dentro do útero materno. Esses ovócitos iniciam a primeira divisão meiótica antes do nascimento, permanecendo na etapa de **prófase I** até a puberdade. Em razão da falta de hormônios para estimular seu desenvolvimento, muitas ovogônias e ovócitos primários são degenerados durante a infância. Segundo Garcia e Fernández (2012), ao atingir a puberdade, restam apenas 0,8% dos 7 milhões de células existentes durante o período fetal.

Os ovócitos primários são envolvidos por células epiteliais achatadas, formando o folículo primordial. Acredita-se que essas células foliculares secretam uma substância inibidora de ovócitos (IMO) e que, por isso, o desenvolvimento dos gametas femininos é interrompido até a puberdade. A partir de então, ocorre a **maturação** (Figura 1.26) de alguns folículos primordiais a cada ciclo menstrual.

**Figura 1.26** – Representação esquemática da maturação de um folículo primordial durante o ciclo ovariano

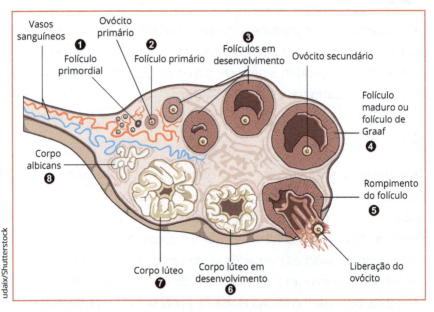

À medida que o folículo ovariano cresce, forma o ovócito primário e prolifera suas células foliculares, uma estrutura em forma de cápsula forma-se ao seu redor – a teca folicular. Essa teca apresenta uma parte externa conjuntiva e uma parte interna com vasos sanguíneos e células foliculares de função glandular. O espaço entre as células foliculares da teca interna e as células do *cumulus oofurus* que circundam o ovócito chama-se *antro* e encontra-se repleto de fluído folicular produzido pela teca interna. Além disso, as células da teca interna são capazes de produzir estradiol (um dos três principais estrógenos) e outros andrógenos que serão convertidos também em estrógeno.

Tal acúmulo hormonal estimula a produção de mais receptores de estrógeno e promove a autoestimulação desse folículo, de maneira independente da hipófise. Apesar de aproximadamente 25 a 30 folículos retomarem seu crescimento mensalmente, em condições normais, apenas um folículo – determinado como folículo dominante por ação hormonal – será capaz de realizar a ovocitação, enquanto os demais irão involuir e tornar-se atrésicos.

Assim, ao passo que o pico de estrógenos (Figura 1.27) gerado pelo folículo dominante causa um desequilíbrio hormonal que desbloqueia a hipófise e contribui para o pico de LH essencial para a ovocitação, esse folículo único completa a primeira divisão meiótica e inicia a segunda.

**Figura 1.27** – Secreção folicular de estrógeno (estradiol) atuando sobre o hipotálamo e a hipófise e culminando no pico de LH que promove a ovocitação

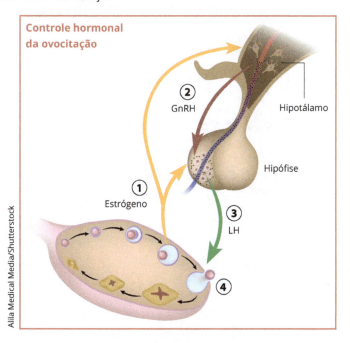

O folículo maduro ou folículo de Graaf se rompe na superfície do ovário, liberando nas fímbrias da tuba uterina um ovócito secundário estacionado na metáfase II, que só terminará a segunda divisão meiótica caso seja fecundado (Figura 1.28).

**Figura 1.28** – Representação esquemática do desenvolvimento folicular e da ovogênese ao longo do desenvolvimento embrionário, da infância e após a puberdade

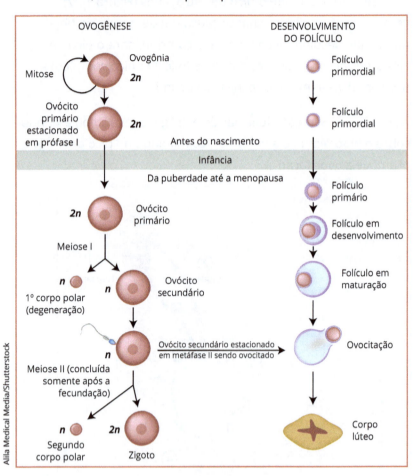

Você consegue perceber as diferenças entre a espermatogênese e a ovogênese? Compreende quais células resultam de cada um desses processos?

Podemos dizer que a espermatogênese é um processo contínuo, e a ovogênese é interrompida duas vezes. Além disso, ao contrário dos homens, que produzem duas células ao final da primeira meiose e quatro ao término da segunda meiose, nas mulheres apenas um ovócito secundário é produzido a partir de cada folículo primordial (Figura 1.29).

Isso ocorre porque a distribuição do citoplasma é desigual entre as células-filhas femininas: uma recebe a maior parte do citoplasma celular (ovócito secundário), a outra sofre degeneração, formando o primeiro corpo polar (Langman; Sadler, 2005; Garcia; Fernández, 2012; Moore et al., 2008; Moore; Persaud, 2008).

**Figura 1.29** – Representação esquemática da ovogênese e da espermatogênese humanas

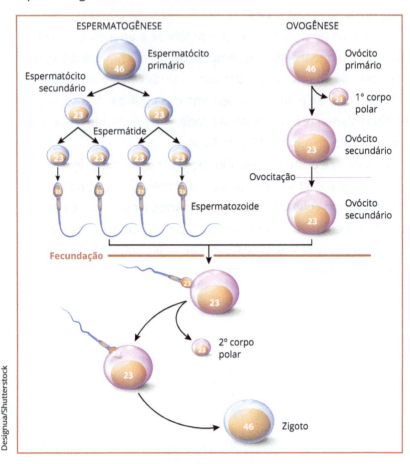

O ovócito secundário é considerado um ovócito maduro e pronto para a fecundação (Figura 1.30). Quando ovocitado, ele leva consigo algumas células foliculares que o rodeiam – as células da corona radiata. Além disso, uma camada composta por três glicoproteínas o envolve – a zona pelúcida (Moore; Persaud, 2008; Garcia; Fernández, 2012).

**Figura 1.30** – Estrutura do ovócito secundário liberado durante a ovocitação

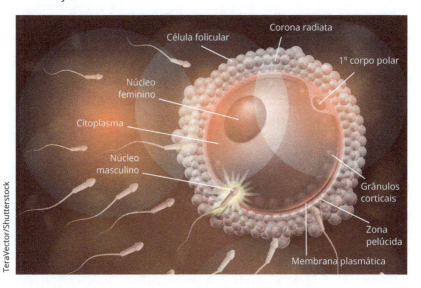

## 1.4.4 Fecundação

Uma vez produzidos e maduros, os espermatozoides poderão encontrar o gameta feminino, caso ocorra uma relação sexual, com o sêmen sendo ejaculado na vagina, durante o período fértil do ciclo menstrual. No entanto, os processos de encontro de gametas e de fecundação não são tão simples como os milhares de nascimentos mundiais diários nos fazem acreditar.

Para que possa encontrar o espermatozoide que vai fecundá-lo, o ovócito é varrido pelas fímbrias e movido do infundíbulo para a ampola através de movimentos peristálticos das tubas uterinas.

Os espermatozoides, por sua vez, devem percorrer quase todo o trato do sistema reprodutor feminino até alcançar a ampola. Dentro da vagina, sua locomoção acontece através do batimento caudal (flagelo), porém, por conta da acidez vaginal, grande parte dos espermatozoides acaba morrendo antes mesmo de passar pelo colo uterino. Aqueles que conseguem sobreviver e chegar ao útero são conduzidos até as tubas, principalmente, por meio das contrações musculares uterinas.

Já no istmo, os espermatozoides são atraídos para próximo do ovócito pela diferença de temperatura da ampola (2 °C acima da temperatura do istmo) e por atração química a substâncias presentes no líquido folicular do folículo de Graaf (Garcia; Fernández, 2012).

Embora alguns eventos dificultem, há outros fatores que colaboram para que o encontro dos gametas ocorra (Figura 1.31). Além das atrações físicas e químicas e das contrações das tubas e do útero já citadas, não podemos esquecer do muco cervical feminino, que se torna mais viscoso durante o período fértil e das substâncias presentes no sêmen. A vesiculase, por exemplo, forma um tampão no cérvix uterino e impede o refluxo dos espermatozoides que por ali passaram. Já a frutose garante energia para os gametas masculinos, ao passo que as prostaglandinas estimulam sua motilidade.

**Figura 1.31** – O encontro dos gametas masculinos com o ovócito secundário – ilustração

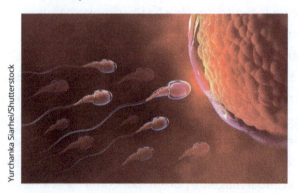

Dos 200 a 600 milhões de espermatozoides ejaculados, apenas 200 a 500 alcançam a ampola uterina e têm chance de fecundar o ovócito. Ainda assim, estar próximo não é o suficiente para ocorrer a fecundação. Para que a fertilização aconteça, além de todo percurso do espermatozoide até a tuba uterina, o que pode durar horas, os gametas masculinos precisam passar pelo processo de capacitação dependente da interação com a tuba uterina. Apenas um espermatozoide capacitado é capaz de penetrar a corona radiata e sofrer a reação acrossômica e as demais etapas essenciais para a fecundação.

Segundo Moore e Persaud (2008, p. 31), a fecundação (ou fertilização) pode ser definida como "uma complexa sequência de eventos moleculares coordenados que se inicia com o contato entre um espermatozoide e um ovócito e termina com a mistura dos cromossomos maternos e paternos na metáfase da primeira divisão mitótica do zigoto, um embrião unicelular".

O primeiro desses eventos (Figura 1.32) é a passagem do espermatozoide pela corona radiata, processo facilitado pela ação da enzima do acrossoma hialuronidase, além de enzimas da tuba uterina e dos movimentos da cauda espermática. Com a passagem pela corona radiata, o contato do espermatozoide com a zona pelúcida se estabelece, permitindo que ocorra a **reação acrossômica** – processo de fusão entre a membrana plasmática do espermatozoide e a membrana do acrossoma, gerando poros por onde enzimas acrossômicas são liberadas.

**Figura 1.32** – Representação esquemática dos eventos moleculares envolvidos no processo de fecundação

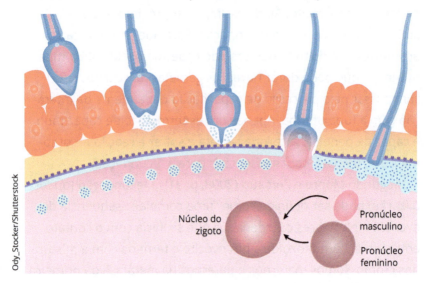

A liberação de enzimas do acrossoma, em especial a acrosina, favorece a penetração da zona pelúcida. Assim que o espermatozoide fecundador a adentra, uma reação zonal altera a composição da zona pelúcida e a torna impermeável, evitando a polispermia e a formação de zigotos poliploides inviáveis.

Uma vez que as membranas plasmáticas do espermatozoide e do ovócito entram em contato, elas se fundem, permitindo a entrada do gameta masculino no ovócito. Segundo Carlson (2014) e Moore; Persaud; Torchia (2016), a cabeça e parte da cauda do espermatozoide conseguem adentrar no citoplasma do ovócito, mesmo que se tenha conhecimento apenas do centrossoma e do material genético masculino participando ativamente do desenvolvimento do embrião.

Com a penetração do espermatozoide, o metabolismo do ovócito é ativado e ocorre o término de sua segunda divisão meiótica (Figura 1.33). Assim, forma-se o ovócito maduro (que só então pode ser chamado de *óvulo*) e o segundo corpo polar. Os cromossomos femininos (22+X), agora descondensados e replicados, compõem o pronúcleo feminino.

**Figura 1.33** – Término da segunda meiose após a fecundação

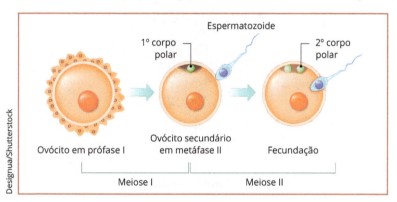

Enquanto a cauda do espermatozoide degenera, os cromossomos masculinos também são replicados, formando o pronúcleo masculino (22+X ou 22+Y). Durante o período que os pronúcleos estão isolados no citoplasma dessa célula, ela deve ser chamada de *oótide*. Uma vez que os pronúcleos se fundem, a fecundação está terminada e o zigoto está formado como uma única célula diploide (Figura 1.34), que carrega uma combinação do material genético dos genitores, estando pronto para realizar sua primeira mitose.

**Figura 1.34** – Formação do núcleo diploide do zigoto durante os eventos da fecundação

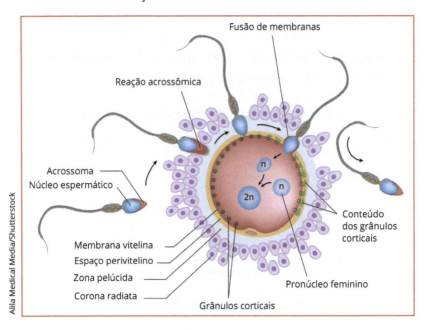

## 1.5 Gestação ectópica e gestação múltipla

Além da gestação comum, existem outros dois tipos de gestação que devemos comentar: a gestação ectópica e a gestação múltipla (Figura 1.35).

A **gestação ectópica** caracteriza-se pela implantação do embrião fora do útero. Na maioria dos casos (≥ 95%), ocorre nas tubas uterinas – no istmo ou na ampola – e, em casos raros, há implantação no ovário ou no abdome. Independentemente do local exato da implantação, toda gravidez ectópica oferece risco à vida materna, uma vez que pode passar despercebida e provocar hemorragias ao romper estruturas do organismo feminino.

Além disso, o embrião não é viável quando implantado fora do útero – exceto em casos excepcionais de gestação abdominal – podendo sofrer aborto espontâneo ou necessitando de intervenção cirúrgica. No caso das gestações nas tubas uterinas, as causas podem ser aderências ou obstruções em sua mucosa ou, ainda, qualquer outro motivo que atrase ou impeça o transporte do embrião ao útero (Moore; Persaud, 2008).

**Figura 1.35** – Diferentes tipos de gestação humana

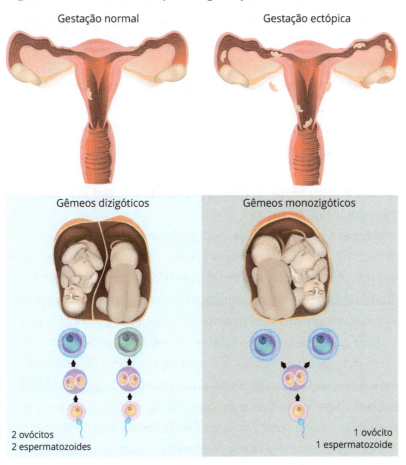

As **gestações múltiplas** não tornam inviável a vida do embrião, mas são mais delicadas que gestações simples. Além disso, costumam oferecer riscos proporcionais à quantidade de embriões (Moore; Persaud, 2008).

Os gêmeos mais frequentes na população são os **gêmeos dizigóticos**, ou fraternos, que compartilham o período de gestação em razão da fecundação de dois ou mais ovócitos liberados durante o mesmo ciclo menstrual. Nesse caso, eles têm as mesmas semelhanças genéticas que quaisquer outros irmãos de mesmo pai e mesma mãe, uma vez que são originados a partir de espermatozoides e ovócitos diferentes – podendo, inclusive, ter sexos diferentes.

A probabilidade de gêmeos dizigóticos serem gerados aumenta com o avanço da idade materna e com a administração de hormônios que estimulam a ovocitação. Gêmeos dizigóticos costumam produzir duas placentas (Figura 1.36), além de ter dois âmnios e dois córions. No entanto, suas placentas e seus córions podem fundir-se pela proximidade em que se encontram durante a gestação.

**Gêmeos monozigóticos**, popularmente conhecidos como *gêmeos idênticos*, são aqueles originados a partir de uma mesma fecundação. Portanto, são irmãos gerados a partir da mesma combinação genética, proveniente de um único espermatozoide e de um único ovócito, sendo obrigatoriamente do mesmo sexo.

Para que uma gestação origine gêmeos monozigóticos, é necessário que o embrião – em suas fases iniciais de desenvolvimento – divida-se, originando dois embriões. Dependendo da etapa do desenvolvimento em que ocorre, os embriões podem apresentar anexos embrionários exclusivos ou compartilhados. Embora possa ocorrer desde o estádio de duas células, essa separação costuma ocorrer com os embriões na fase de blastocisto. Divisões tardias podem aumentar o risco de óbito dos fetos e até acarretar na formação de gêmeos siameses.

**Figura 1.36** – Representação esquemática dos anexos embrionários em gêmeos monozigóticos e dizigóticos

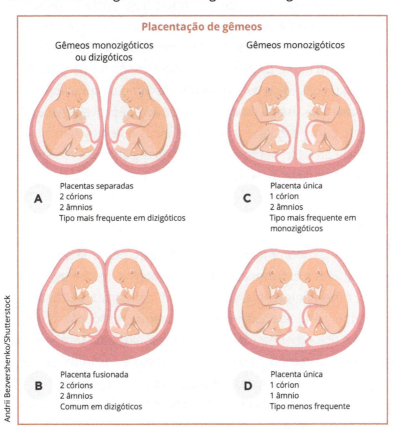

## ❓ Curiosidade

Segundo Langman e Sadler (2005), a frequência média mundial de dizigóticos está entre 7 a 11 a cada mil nascimentos, ao passo que a dos monozigóticos é de 3 a 4 a cada mil, sendo assim um processo mais raro. Há regiões em que a frequência de gêmeos é bastante diferente do que ocorre no mundo. A cidade brasileira de Cândido Gódoi, no Rio Grande do Sul, por exemplo, apresenta um índice de gêmeos idênticos muito acima daquele apresentado pelo país, sendo conhecida como a capital mundial dos gêmeos. Isso é muito curioso, não é? Aproveite esse momento para pesquisar artigos científicos que mostrem a frequência do nascimento de gêmeos na região onde você mora ou em outra cidade de seu interesse.

## Síntese

O sistema reprodutor masculino é composto por uma porção externa (pênis e escroto) e uma porção interna (testículos, epidídimo, canais deferentes, vesicular seminais, próstata, canal ejaculador, glândulas bulbouretrais e uretra), responsáveis pela produção dos espermatozoides, do hormônio testosterona e das secreções que compõem o sêmen. Por meio do estímulo sexual, o corpo masculino é capaz de ejacular, liberando gametas masculinos durante a penetração vaginal e permitindo, assim, a fecundação interna.

O sistema reprodutor feminino também é subdivido em interno (útero, tubas uterinas, ovários e vagina) e externo (vulva – grandes e pequenos lábios, clitóris, monte pubiano, vestíbulo), tendo como principais funções a produção do estrógeno, da progesterona e dos gametas femininos, além de proporcionar um ambiente propício para a fecundação e o desenvolvimento embrionário.

Ambos os sistemas são controlados por hormônios produzidos pelo hipotálamo (GnRH) e pela hipófise (FSH e LH), capazes de atuar sobre as gônadas (testículos e ovários) e estimular tanto a secreção hormonal quanto a gametogênese.

Existem dois tipos de gametogênese: a espermatogênese e a ovogênese. O processo masculino ocorre dentro dos testículos, de maneira contínua, e depende da ocorrência da divisão celular (meiose), associada ao processo de espermiogênese para a produção de espermatozoides. Embora já sejam liberados com seu formato característico, os gametas masculinos precisam passar pelo processo de maturação no epidídimo e de capacitação, já dentro do organismo feminino, para que estejam aptos a realizar a fecundação.

Já a ovogênese ocorre de maneira mais complexa, contando com duas interrupções. Ao nascer, a menina apresenta em seus ovários diversos ovócitos primários estacionados na fase de prófase I, que só continuam a mitose após a puberdade. A cada ciclo menstrual, um ovócito secundário em metáfase II é ovocitado após um pico de LH.

Durante o ciclo menstrual, além da maturação dos folículos primordiais, o corpo feminino passa por uma série de variações hormonais que provocam mudanças em seu útero, tubas uterinas e ovários. Promove-se, assim, sequências de fases menstrual, proliferativa e secretora.

Durante o período fértil feminino, o encontro dos gametas e a fecundação costumam ocorrer dentro da tuba uterina, local onde é formado o zigoto, por meio da fusão dos pronúcleos gaméticos e da combinação dos cromossomos paternos e maternos. Tais cromossomos, ainda durante a gametogênese feminina e masculina, passaram por recombinação (*crossing over*), processo capaz de aumentar ainda mais a variabilidade genética por intermédio da reprodução sexuada.

## Conhecimento aplicado

1. A parte externa do sistema reprodutor masculino é responsável por:

    **A** produzir hormônios andrógenos.
    **B** produzir os espermatozoides.
    **C** adicionar secreções que compõem o sêmen.
    **D** permitir a penetração vaginal e a fecundação interna.
    **E** proteger a próstata e as vesículas seminais.

2. Para que esteja apto a realizar a fecundação, um espermatozoide precisa passar pela seguinte sequência de eventos:

    **A** meiose (testículo), capacitação (epidídimo) e maturação (uretra).
    **B** espermatogênese (testículo), maturação (testículo), meiose II (vagina).
    **C** meiose (testículo), capacitação (testículo) e espermiogênese (epidídimo).
    **D** capacitação (testículo), maturação (epidídimo) e espermiogênese (útero).
    **E** espermatogênese (testículo), maturação (epidídimo) e capacitação (útero/tubas uterinas).

3. São estruturas responsáveis pela lubrificação do aparelho genital masculino e feminino:

    A) vesículas seminais e corpúsculos de Meissner.
    B) glândulas bulbouretrais e vestibulares.
    C) glande peniana e ovário.
    D) epidídimo e vagina.
    E) próstata e clitóris.

4. Durante a ovogênese, a formação dos gametas femininos é interrompida duas vezes: ao nascer, a menina apresenta em seus ovários _____ e, após a puberdade, essas células continuam o processo de meiose, liberando _____ a cada ciclo menstrual.

    Os termos que completam corretamente a frase são:

    A) ovócitos primários em telófase / óvulo.
    B) ovócitos secundários em metáfase II / óvulo.
    C) ovócito primário em metáfase II / ovócito primário em telófase I.
    D) ovócitos primários em prófase I / ovócito secundário em metáfase II.
    E) ovócitos secundários em prófase II / ovócitos secundários em metáfase II.

5. A respeito do controle hormonal dos sistemas reprodutores masculino e feminino, analise as assertivas a seguir e assinale V para as verdadeiras e F para as falsas:

    ( ) O espessamento do endométrio ocorre após a ovocitação em razão da alta secreção de estrógeno pelo corpo albicans.

( ) Em ambos os sexos, o hipotálamo produz o hormônio GnRH, capaz de controlar a secreção de FSH e LH pela hipófise.

( ) O hormônio HCG atua sobre as gônadas femininas e masculinas (ovários e testículos) estimulando a gametogênese.

( ) Nos homens, o LH estimula a produção de andrógenos pelas células de Leydig, e nas mulheres, esse hormônio induz a secreção de progesterona e atua como gatilho da ovocitação.

( ) A maioria das pílulas anticoncepcionais mantém constantes os níveis de progesterona e estrógeno, inibindo a ação dos hormônios hipofisários (e a ovocitação) por *feedback* negativo.

## Desenvolvendo a cognição

### Reflexão

1. Com as mudanças da sociedade e o avanço das tecnologias na área da saúde, a expectativa de vida aumentou, os direitos e os anseios das mulheres são outros e as gestações passaram a acontecer de maneira mais tardia. Embora a faixa etária para uma gestação saudável também tenha aumentado, ainda é considerada uma gestação de risco aquela em que as mães têm mais de 35 anos. Faça uma pesquisa sobre as mudanças que ocorrem no organismo feminino com o envelhecimento e que podem estar envolvidas com a saúde gestacional. Quais são os riscos para o bebê em uma gestação tardia? Faça um pequeno resumo sobre os resultados encontrados e debata sobre o tema com seu grupo de estudos.

2. Os métodos anticoncepcionais podem ser divididos de acordo com seu método de ação em: métodos de barreira, métodos hormonais e métodos comportamentais. Pesquise sobre os diferentes métodos disponíveis em seu país e compare os prós e os contras de cada um deles. Faça uma tabela comparativa que aborde fatores como: eficácia na contracepção, capacidade de proteção de doenças, facilidade de uso, custos envolvidos, efeitos colaterais. Discuta com seus colegas os resultados encontrados e as possíveis consequências de uma gestação não planejada.

## Laboratório

1. A educação sexual torna crianças e adolescentes mais conscientes sobre seu corpo e sobre direitos sexuais, pois, além de incluir alertas sobre condições de abuso sexual, esclarece dúvidas sobre a anatomia do corpo, métodos anticoncepcionais, infecções sexualmente transmissíveis (IST) e os riscos de uma gravidez na adolescência. Ao contrário do que alguns pensam, a educação sexual não tem o intuito de estimular ou antecipar qualquer tipo de relação. Pelo contrário, ela prepara os alunos para uma vida sexual saudável e minimiza os investimentos em saúde pública.

Desse modo, pesquise boas práticas educacionais e selecione algumas ferramentas didáticas que possam ser utilizadas com esse fim. Verifique a forma de abordagem prevista pelo Ministério da Educação (MEC) e, em seguida, converse com seus familiares e colegas. Colete a opinião deles e discuta sobre o assunto com base nos dados obtidos.

## Acompanhe sua aprendizagem

O capítulo chegou ao fim. Após nosso estudo, confira a quais dos seguintes itens você atende e descubra se precisa retomar algum assunto.

- ☐ Identifica os órgãos do sistema reprodutor masculino e suas funções?
- ☐ Identifica os órgãos do sistema reprodutor feminino e suas funções?
- ☐ Ordena os principais hormônios sexuais responsáveis pelas mudanças corporais e organização dos ciclos reprodutivos?
- ☐ Reconhece a gametogênese como um processo de divisão celular fundamental para a fecundação e aumento da variabilidade genética?
- ☐ Compreende as condições ideais para que ocorra a fecundação?
- ☐ Esquematiza os eventos desde o encontro dos gametas até a formação do zigoto?
- ☐ Reconhece o processo de origem dos gêmeos monozigóticos e dizigóticos na população?

CAPÍTULO 2

# ETAPAS DO DESENVOLVIMENTO EMBRIONÁRIO,

Como vimos anteriormente, a formação de um zigoto não é um evento biológico simples. Pelo contrário, para que os gametas sejam formados e seus materiais genéticos sejam combinados em uma única célula diploide, são necessários diversos eventos moleculares e fisiológicos de controle hormonal.

A formação de um ser vivo a partir desta única célula, o zigoto, é algo ainda mais extraordinário. Estratégias epigenéticas e genéticas selecionadas ao longo da evolução garantem a diferenciação celular e toda a formação do organismo de maneira regrada.

 **Preste atenção!**

O termo *epigenética* refere-se àquelas mudanças que não envolvem alterações nas sequências de nucleotídeos do DNA, mas que ainda assim são hereditárias, podendo ser transmitidas através das divisões celulares. A metilação do DNA e as modificações nas histonas, por exemplo, modulam a expressão gênica, alterando o genoma funcional de maneira epigenética.

Assim, os estádios de clivagem, mórula, blástula, gástrula, nêurula e organogênese sucedem-se de modo a garantir que o desenvolvimento de todos os embriões de uma espécie ocorra de maneira muito similar, sendo capaz de permitir o desenvolvimento morfofisiológico saudável de seus indivíduos.

Neste capítulo, apresentaremos as etapas do desenvolvimento embrionário e seus principais eventos, respeitando, na medida do possível, a mesma sequência em que ocorrem no embrião.

## 2.1 Clivagem

As clivagens são divisões mitóticas sequenciais que promovem a divisão do zigoto em células menores, chamadas *blastômeros*. Cada clivagem ocorre a partir da ação de um anel contrátil, formado por feixes de actina e miosina (microfilamentos de polímeros proteicos pertencentes ao citoesqueleto celular). Esse anel atua provocando uma constrição capaz de separar células-filhas.

 **Importante!**

De modo geral, sem aumentar seu volume, a cada clivagem o embrião passa a apresentar o dobro de blastômeros. Passando de uma para duas, quatro, oito e dezesseis células, tornando-se mórula e, posteriormente, blástula. No entanto, em casos específicos, como o dos mamíferos, é comum que ocorram números ímpares de blastômeros nos embriões.

Para compreendermos melhor esse estádio embrionário, é importante entender o que pode influenciá-lo. Vamos lá?

### 2.1.1 Tipos de ovos e segmentação

Você já deve ter ouvido falar que o ovócito humano (popularmente conhecido como *óvulo*) é visível a olho nu, não é mesmo? Não apenas em humanos, mas em diversas espécies, o ovócito secundário é maior do que os espermatozoides. Essa característica é importante, pois permite que o gameta feminino carregue, em seu citoplasma, importantes substâncias capazes de nutrir o embrião em seus estádios iniciais de desenvolvimento.

Os tipos de ovos (ou ovócitos) dos animais são classificados de acordo com a quantidade e a distribuição desses nutrientes, conhecidos como *vitelo*, em seu interior. Essa distribuição, por sua vez, está intimamente relacionada ao padrão de clivagem que o ovo realiza.

Embora os nomes apresentados no Quadro 2.1, a seguir, assustem, uma dica para compreender e conseguir correlacionar o tipo de ovo à sua clivagem é observar a origem desses termos.

**Quadro 2.1** – Tipos de ovos e padrões de segmentação

| TIPO DE OVO | Oligolécito ou isolécito (do grego *oligos*: pouco; do grego *isos*: igual) | Mesolécito ou heterolécito (do grego *mésos*: meio; do grego *heteros*: diferente) | Megalécito ou telolécito (do grego *mégalo*: grande; do grego *telos*: extremidade) | Centrolécitos |
|---|---|---|---|---|
| MORFOLOGIA | | | | |
| QUANTIDADE DE VITELO | Pouca | Moderada | Grande | Abundante |
| DISTRIBUIÇÃO DO VITELO | Uniforme | Concentrado no polo vegetativo | Concentrado no polo vegetativo | Concentrado no polo vegetativo ao centro |
| TIPO DE CLIVAGEM | Total igual Clivagem holoblástica (do grego *holos*: total) | Total desigual Clivagem holoblástica (do grego *holos*: total) | Parcial discoidal Clivagem meroblástica discoidal (do grego *mero*: parte) | Parcial superficial Clivagem meroblástica superficial (do grego *mero*: parte) |

Ingrid Skåre

*(continua)*

*(Quadro 2.1 – conclusão)*

| TIPO DE OVO | Oligolécito ou isolécito (do grego *oligos*: pouco; do grego *isos*: igual) | Mesolécito ou heterolécito (do grego *mésos*: meio; do grego *heteros*: diferente) | Megalécito ou telolécito (do grego *mégalo*: grande; do grego *telos*: extremidade) | Centrolécitos |
|---|---|---|---|---|
| OVO APÓS CLIVAGEM | | | | |
| EXEMPLARES | Protocordados; poríferos; cnidários; equinodermos; mamíferos vivíparos. | Anfíbios; peixes; moluscos; platelmintos; poliquetos. | Aves; répteis; peixes ósseos; cefalópodes; monotremados. | Artrópodes. |

Ingrid Skåre

Com relação ao Quadro 2.1, é importante reconhecer que, em alguns casos, não são todas as espécies do grupo que realizam o tipo de clivagem indicado.

Quando o vitelo está em maior quantidade ou não se encontra distribuído de maneira uniforme, ele dificulta a formação do sulco da clivagem, por vezes impedindo-a de acontecer em certas áreas do ovo.

Por esse motivo, os ovos **megalécitos** e centrolécitos sofrem apenas divisão parcial. No caso das aves (ovos megalécitos), por exemplo, as clivagens ocorrem apenas no núcleo e na parte ativa do citoplasma, que formam um disco sobre o polo vegetativo, repleto de vitelo. Nos insetos, que têm vitelo concentrado no meio de seus ovos **centrolécitos**, as clivagens ocorrem apenas na região superficial.

**Preste atenção!**

A porção do ovo em que a divisão ocorre de maneira lenta ou não ocorre, em razão da resistência que o sulco da clivagem encontra no vitelo, chama-se *polo vegetativo* ou *polo vegetal*. Já a região onde o núcleo se encontra e as clivagens acontecem de maneira facilitada chama-se *polo animal*.

    Aqueles que têm ovos do tipo **heterolécito**, como os anfíbios, apresentam vitelo em quantidade moderada e distribuída de maneira irregular dentro do ovo, concentrando-se no polo vegetal. Assim, embora as clivagens aconteçam em todo o ovo, elas ocorrem com velocidades diferentes, sendo mais lentas no polo vegetal e mais rápidas no polo animal. Essa segmentação desigual provoca a formação de blastômeros diferenciados – células menores e mais numerosas (micrômeros) no polo animal e maiores e menos numerosas (macrômeros) no polo vegetal.

    Ovos **oligolécitos**, por sua vez, têm pouco vitelo distribuído uniformemente em seu interior, não apresentando barreiras que dificultem a divisão total do ovo em blastômeros de volume similar. Dependendo da orientação de seus fusos mitóticos e planos de clivagem, esses ovos podem ter suas segmentações classificadas em: holoblástica radial, espiral, bilateral ou rotacional.

    Os mamíferos, por exemplo, seguem o padrão de clivagem holoblástica rotacional (Figura 2.1). Nesse caso, os planos de clivagem cruzam toda a extensão do ovo, posicionando-se de maneira alternada no eixo meridional e no eixo equatorial durante uma mesma clivagem.

**Figura 2.1** – Representação esquemática da segmentação holoblástica radial em ouriço-do-mar (A) e da segmentação holoblástica rotacional em coelho (B)

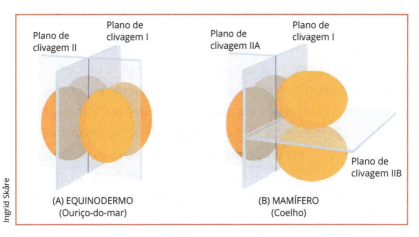

Fonte: Gulyas, 1975, citado por Gilbert, 2003, p. 181.

## 2.1.2 Clivagem nos humanos

Mas e nós, seres humanos? Que tipo de ovo temos? Como e onde ocorrem as clivagens do embrião de nossa espécie?

Uma vez que somos mamíferos, não há necessidade de nosso ovo estar repleto de nutrientes. Ao contrário dos animais ovíparos, como aves e répteis, por exemplo, que precisam desenvolver-se dentro do ovo, de maneira totalmente dependente do vitelo e sem comunicação com o organismo materno, nós – em poucos dias – conseguimos ter acesso aos nutrientes fornecidos por nossa mãe. Dessa forma, um ovo oligolécito, como o ovócito secundário liberado no período da ovocitação feminina, é capaz de garantir a sobrevivência do embrião e determinar que a clivagem humana seja do tipo total e igual, mais especificamente do tipo holoblástica rotacional, como os demais mamíferos.

 **Preste atenção!**

Alguns autores classificam o ovócito humano como oligolécito, outros como alécito e há, ainda, quem o considere um ovo do tipo metalécito – por apresentar características incomuns, como a zona pelúcida e a corona radiata. Independentemente do termo utilizado, é consenso que a clivagem humana não é atrapalhada pela presença de vitelo, sendo total e igual, do tipo holoblástica rotacional em razão dos planos de clivagem do embrião. Como, para alguns autores, os termos *alécitos*, *isolécitos* e *oligolécitos* são considerados sinônimos e, para outros, os ovos alécitos e metalécitos são um subtipo dentro dos oligolécitos – optamos, nesta obra, por classificar o ovócito humano como *oligolécito*. Isso vai de encontro ao que foi proposto por Garcia e Fernández (2012) e Gilbert (2003).

O estádio de clivagem nos seres humanos começa cerca de 30 horas após a fecundação e ocorre enquanto o embrião se desloca na tuba uterina em direção ao útero (Figura 2.2). Esse período é marcado por uma série de divisões mitóticas que ocorrem de maneira mais rápida que uma mitose somática qualquer, uma vez que as etapas do ciclo celular são abreviadas, além de não haver períodos comuns de intervalo e de crescimento celular.

**Figura 2.2** – Desenvolvimento inicial do embrião humano dentro do aparelho reprodutor feminino

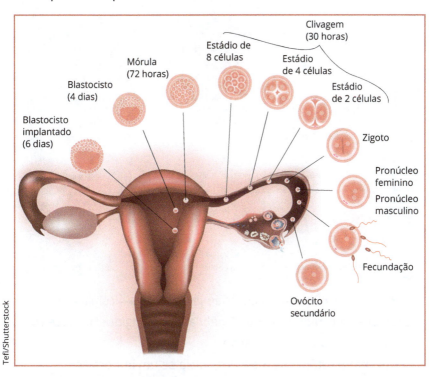

Durante essa fase inicial, o embrião permanece envolvido pela zona pelúcida e não aumenta de tamanho (Figura 2.3). Na verdade, suas novas células ficam cada vez menores, resgatando, assim, a proporção entre citoplasma e núcleo existente nas células humanas com volume médio.

**Figura 2.3** – Representação esquemática dos estádios iniciais do desenvolvimento embrionário

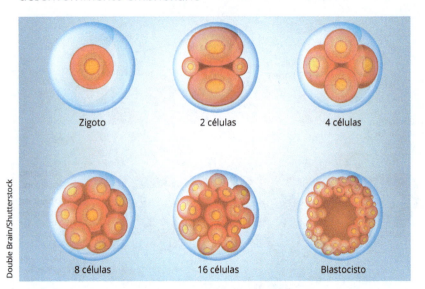

Próximo às 40 horas, o embrião já apresenta 4 células, ao passo que os estádios de 8 a 32 células são atingidos no terceiro e quarto dias após a fecundação.

Durante o estádio de 8 células, inicia-se um importante evento embrionário: a **compactação**. As células que, até então, apresentavam formato esférico e estavam pouco associadas entre si, tornam-se fortemente aderidas umas às outras e assumem formato côncavo (internamente) e convexo (externamente). Com isso, o embrião torna-se semelhante a uma bola compacta, e seu interior e exterior já podem ser diferenciados.

Ao longo da compactação, o embrião continua a sofrer clivagens e passa a ser chamado de **mórula** (do latim *morula*, diminutivo de *morus*, "amora" – por sua semelhança com essa fruta) nos estádios de 12 a 32 blastômeros. Simultaneamente, células embrionárias sofrem segregação, formando dois grupos celulares: um grupo apresenta células maiores, as **células trofoblásticas**, e constitui a parte externa da mórula; já o outro compõe a **massa celular interna**. É nesse estádio que o embrião, ainda envolto pela zona pelúcida, costuma atingir o útero – cerca de quatro a cinco dias após a fecundação.

## 2.2 Blastulação

Após realizar toda a etapa de clivagem e entrar no útero como mórula, o embrião passa a acumular líquido uterino em seu interior. Inicialmente, formam-se pequenos espaços cheios de líquido entre as células da massa celular interna, então, esses espaços se fundem e uma cavidade maior, repleta de líquido, é formada – a **blastocele**. Como consequência, as células da massa celular interna concentram-se todas no mesmo polo, recebendo o nome de **embrioblasto**. Nesse estádio, o embrião passa a ser chamado de **blastocisto** (Figura 2.4) e nutre-se das secreções uterinas.

**Figura 2.4** – Representação esquemática do embrião no estádio de blastocisto

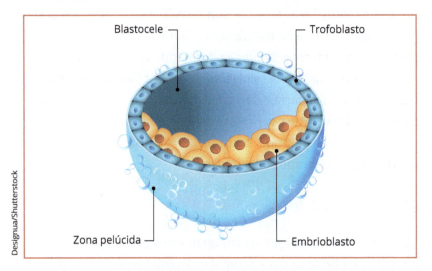

O blastocisto recém-formado apresenta pouco mais de 100 células (Garcia; Fernández, 2012). As células que formam a camada externa constituem o **trofoblasto** e, posteriormente, contribuirão para a formação do córion e da placenta. Já as células do **embrioblasto** darão origem ao embrião propriamente dito e aos demais anexos embrionários: a vesícula umbilical (saco vitelino), o âmnio e o alantoide.

O concepto permanece com essa estrutura, e ainda envolto pela zona pelúcida, por cerca de dois dias dentro do útero. Então, a zona pelúcida, que impedia a dispersão dos blastômeros e mantinha o volume e o tamanho do embrião constantes, rompe-se por ação de enzimas, e o blastocisto eclode (Figura 2.5), ficando livre para interagir com o endométrio. Ao permanecer intacta até o momento do desenvolvimento embrionário, a zona pelúcida atua dificultando a implantação ectópica, ou seja, em lugar diferente do esperado – que ainda assim pode ocorrer se o trajeto do embrião demorar mais que o previsto dentro da tuba uterina.

**Figura 2.5** – Início da eclosão de um blastocisto humano – Fotomicrografia: ampliação (20x)

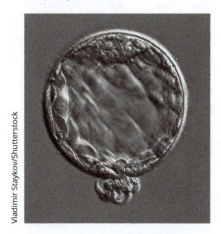

Para que o endométrio também esteja pronto para a implantação, é preciso que ele esteja na fase secretora. Tal fase é atingida de maneira dependente do corpo lúteo, formado após a ovocitação, e de sua secreção de progesterona. Esse hormônio esteroide é responsável por provocar a reação decidual no endométrio, assim, a parede uterina torna-se bastante vascularizada e as glândulas endometriais aumentam, produzindo a secreção nutritiva que mantém o embrião em desenvolvimento durante o período da implantação.

O embrião, no estádio de blastocisto, inicia sua implantação por volta do sexto dia de gestação, quando adere ao epitélio endometrial, e as células do trofoblasto, situadas sobre o embrioblasto, começam a penetrar na mucosa uterina (Figura 2.6). (Sadler, 2016; Garcia; Fernández, 2012; Moore et al., 2012).

**Figura 2.6** – Representação esquemática da implantação do blastocisto no endométrio

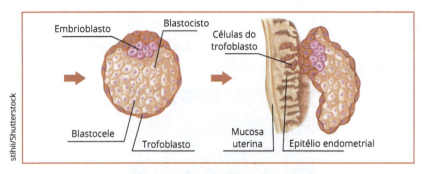

No final da primeira semana, o concepto está implantando superficialmente no endométrio e, então, tanto o trofoblasto quanto o embrioblasto passam por mudanças importantes.

O trofoblasto inicia essas mudanças ao se dividir entre duas camadas: o **citotrofoblasto** – mais ativo e interno, formado por células com núcleo único e com intensa atividade mitótica – e o **sinciciotrofoblasto**, mais externo e capaz de produzir enzimas erosivas que atuam na invasão do tecido conjuntivo endometrial.

 **Preste atenção!**

Ao longo da segunda semana do desenvolvimento embrionário humano, o sinciciotrofoblasto consiste em uma massa extremamente erosiva, multinucleada, que se expande de maneira rápida e permite que o blastocisto penetre cada vez mais na mucosa uterina. Essa atividade é facilitada pelas próprias células do endométrio, que acabam morrendo por conta de um processo de morte celular programada (apoptose) e favorecem a implantação do embrião (Moore et al., 2012).

Durante a implantação do embrião (Figura 2.7), as células do trofoblasto já conseguem secretar o hormônio gonadotrofina coriônica humana (hCG), que, por sua vez, impede a involução precoce do corpo lúteo e garante sua contínua produção de estrogênio e progesterona até que a placenta possa assumir esse papel. O controle hormonal é de extrema importância, pois, com o nível de progesterona alto, evita-se a menstruação e as chances de um aborto espontâneo são minimizadas.

**Figura 2.7** – Representação esquemática das etapas iniciais do desenvolvimento embrionário humano, culminando na implantação do blastocisto no útero

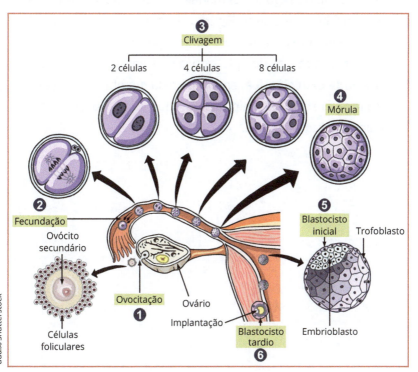

Enquanto o trofoblasto diferencia suas camadas, a massa celular interna passa por um processo similar. É no oitavo dia, aproximadamente, que o embrioblasto organiza suas células em duas camadas sobrepostas, formando um **disco bilaminar**. Uma camada fica próxima à blastocele e é formada por células pequenas em formato de cubo – o **hipoblasto** (ou camada hipoblástica), já a outra tem células mais altas e cilíndricas e volta-se para a região da implantação – o **epiblasto** (ou camada epiblástica). Com a diferenciação dessas camadas, o eixo dorsal-ventral do embrião é definido, sendo dorsal a região do epiblasto, e ventral, a do hipoblasto.

No embrião da segunda semana (8°–9° dia), podem ser observadas duas cavidades (Figura 2.8). A primeira delas dará origem à **cavidade amniótica** e surge a partir de um espaçamento entre as células do epiblasto já diferenciado. Já a segunda é a **cavidade exocelômica**, envolvida pela membrana exocelômica (de Heuser) e pelo hipoblasto – que juntos constituem a vesícula umbilical primitiva.

**Figura 2.8** – Representação esquemática do blastocisto humano de 9 dias, evidenciando o disco embrionário bilaminar e coágulo de fibrina, tampando a entrada do ponto de nidação

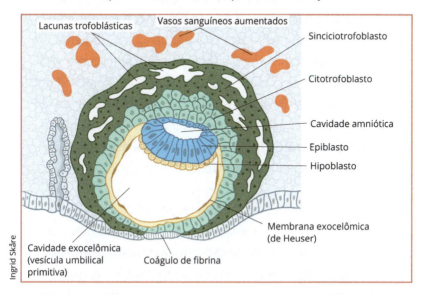

Fonte: Sadler, 2016, p. 43.

Nessa mesma semana (9º–10º dia), o sinciciotrofoblasto está no **estádio lacunar**, apresentando uma rede de lacunas, principalmente, no polo embrionário. Com o avanço da implantação e a penetração das células do sinciciotrofoblasto cada vez mais ao fundo, capilares uterinos são rompidos, liberando sangue materno no sistema lacunar. Esse sangue é capaz de passar, por difusão, para o disco embrionário. Envia, assim, nutrientes e oxigênio ao embrião e estabelece os primórdios da **circulação uteroplacentária** ainda na segunda semana de gestação. É o estádio em que o trofoblasto ainda se desenvolve de maneira mais rápida que o embrioblasto.

**Preste atenção!**

Algumas vezes, o aumento do fluxo sanguíneo materno no espaço lacunar do sinciciotrofoblasto pode provocar sangramento no local da implantação. Esse pequeno sangramento uterino pode ser confundido com a menstruação, por ocorrer próximo do 28º dia do ciclo menstrual (Sadler, 2016). Mas, de modo geral, um tampão se forma (ver coágulo de fibrina na Figura 2.8) na área em que a implantação provocou uma falha no epitélio endometrial, e o tecido regenera-se sobre essa estrutura, não havendo sangramento significativo.

Entre o 10º dia e o 12º dia após a fecundação, uma nova população de células surge entre a cavidade exocelômica e o citotrofoblasto. Trata-se do **mesoderma extraembrionário**. À medida que o mesoderma extraembrionário cresce, espaços celômicos começam a se formar, e a vesícula umbilical primitiva (ou vitelina) diminui, passando a ser chamada de *vesícula umbilical secundária*.

 **Curiosidade**

Alguns autores chamam essa estrutura de *vesícula vitelina* (Sadler, 2016), outros de *saco vitelino* (Schoenwolf, 2016; Kierszenbaum, 2016; Garcia; Fernández, 2012). No entanto, trataremos tal estrutura como *vesícula umbilical*, como propõe Moore et al. (2012), uma vez que a espécie humana não apresenta vitelo nessa estrutura.

O mesoderma que reveste essa vesícula é chamado de **mesoderma esplâncnico extraembrionário** ou *esplancnopleura*. E aquele que reveste o citotrofoblasto e cobre o âmnio é chamado de **mesoderma extraembrionário somático** ou *somatopleura* (Figura 2.9).

**Figura 2.9** – Blastocisto humano de aproximadamente 12 dias, evidenciando lacunas em conexão com sinusoides maternos e o mesoderma extraembrionário se proliferando

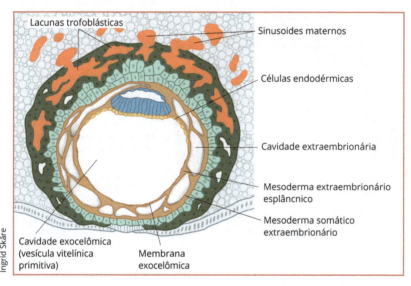

Fonte: Sadler, 2016, p. 44.

No embrião humano de 13 dias, é possível visualizar o **celoma extraembrionário** já fundido e maior, formando uma grande **cavidade coriônica**. Dentro dessa cavidade, encontram-se o âmnio e a vesícula umbilical, além das células do embrião. Todas essas estruturas estão suspensas por um **pedúnculo embrionário** (Figura 2.10), que atravessa a cavidade coriônica e futuramente se transformará no cordão umbilical (Sadler, 2016; Moore et. al., 2012).

**Figura 2.10** – Blastocisto humano de 13 dias, evidenciando a circulação uteroplacentária, as vilosidades primárias, o celoma extraembrionário ou cavidade coriônica e a vesícula vitelina secundária inteiramente revestida por endoderma

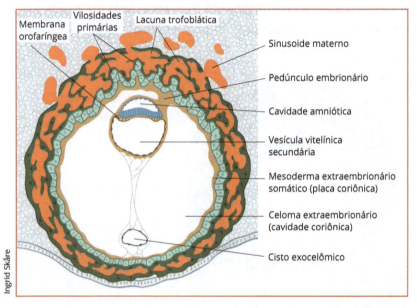

Fonte: Sadler, 2016, p. 45.

Externamente, essa cavidade é envolta pelo **córion** – que se forma a partir da junção do citotrofoblasto e do tecido mesodérmico extraembrionário ao final da segunda semana. É o mesmo momento em que o citotrofoblasto projeta suas células para dentro do sinciciotrofoblasto, formando as vilosidades primárias e dando início ao processo de formação da placenta.

## 2.3 Gastrulação

Durante a gastrulação, os embriões de diversas espécies animais sofrem mudanças estruturais significativas, adquirindo uma estrutura tridimensional complexa. Para tanto, as células migram e sofrem importantes mudanças de forma através da ação de polímeros proteicos do citoesqueleto (microtúbulos, filamentos de actina e filamentos intermediários). Apesar de todas as mudanças envolvidas, não é comum que ocorra aumento significativo do número de células ou de tamanho do embrião nessa etapa do desenvolvimento embrionário.

É com a chegada da terceira semana de gestação que o embrião humano passará por esse importante evento de diferenciação celular, podendo então ser nomeado **gástrula**. Assim como ocorre com outros vertebrados, é nessa etapa do desenvolvimento que o embrião será alongado e serão estabelecidos os três tecidos ou três folhetos embrionários ou, ainda, três camadas germinativas, que darão origem a todas as estruturas do corpo humano: o endoderma, o mesoderma e o ectoderma – passando, assim, de um disco embrionário bilaminar para um **disco embrionário trilaminar** (Figura 2.11).

**Figura 2.11** – Esquema representando o disco embrionário bilaminar antes da gastrulação e o disco embrionário trilaminar, após a formação do mesoderma intraembrionário

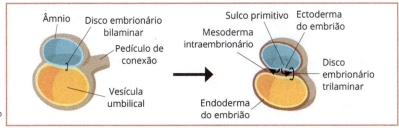

Por volta do 15º dia do desenvolvimento embrionário humano, já passa a ser possível notar a formação da **linha primitiva** na parte dorsal do embrião. Trata-se de uma proliferação de células na parte mediana do epiblasto com um sulco em sua superfície – o **sulco primitivo** (Figura 2.12). A parte cefálica dessa linha apresenta uma estrutura que se destaca, sendo levemente elevada e circular – o **nó primitivo**. Dentro desse nó, encontra-se uma depressão – a **fosseta primitiva** – que consiste em uma das extremidades do sulco primitivo.

**Figura 2.12** – Formação da linha primitiva no epiblasto do disco embrionário bilaminar durante o início da gastrulação – Representação esquemática da vista frontal (esquerda) e da vista superior (direita)

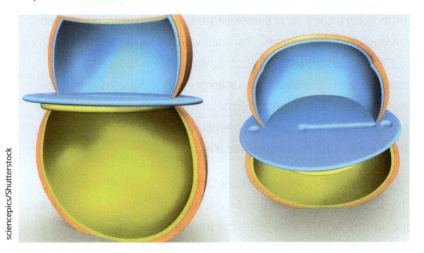

Na sequência, logo após a formação da linha primitiva, as células do epiblasto realizam um movimento chamado ***invaginação*** (Figura 2.13). Basicamente, elas deslizam até o sulco primitivo, desprendem-se umas das outras, assumem formato fusiforme e deslizam para baixo. É como se caíssem por um gargalo em um frasco achatado verticalmente e, por isso, logo tivessem que se direcionar às extremidades direita e esquerda dessa estrutura.

**Figura 2.13** – Invaginação das células do epiblasto através da linha primitiva

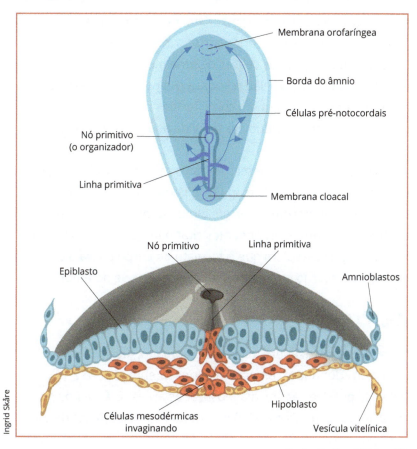

Fonte: Sadler, 2016, p. 50.

Essas células em migração são conhecidas como *células mesenquimais*. Elas são pluripotentes e, portanto, capazes de formar diversos tecidos e tipos celulares – principalmente tecidos do tipo conjuntivo. Após sua internalização, parte delas desloca as células do hipoblasto e forma a **endoderma**. O restante fica entre a endoderma que acaba de se formar e o epiblasto – constituindo a **mesoderma**. Já as células do epiblasto, que durante a gastrulação ali permaneceram, originam a **ectoderma**.

Esses três folhetos embrionários formados durante a gastrulação e derivados das células de uma mesma região do embrião – o epiblasto – são responsáveis por originar estruturas específicas no embrião, bem como tecidos e órgãos que estarão presentes no indivíduo até sua vida adulta (veremos isso na Seção 2.4.).

Embora a formação desses folhetos seja, provavelmente, o evento mais marcante da etapa da gastrulação, outros acontecimentos importantes ocorrem ainda durante esse estádio embrionário. Entre eles, podemos citar o início da morfogênese, ou seja, do processo em que o formato do corpo passa a ser definido de acordo com o previsto para a espécie do embrião.

 **Preste atenção!**

Na fase da morfogênese, o embrião humano, até então achatado e arredondado, começa seu alongamento (Figura 2.14). Torna-se possível, assim, diagnosticar as áreas cefálica (mais larga) e caudal (mais estreita) e as mudanças específicas dessas regiões.

**Figura 2.14** – Representação esquemática da vista dorsal do disco embrionário humano, mostrando o seu alongamento durante a terceira semana

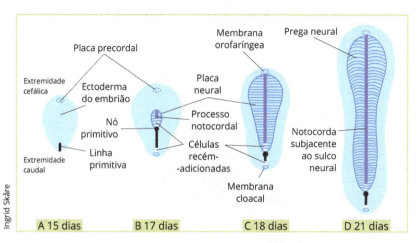

Fonte: Moore et al., 2012, p. 57.

Na área cefálica, células mesenquimais que migraram através do nó primitivo formam a **placa precordal**, que contribui para a formação da **membrana orofaríngea**. Formada por ectoderma e endoderma, futuramente essa membrana se romperá e constituirá a abertura da boca, além de atuar como centro sinalizador durante a formação da porção cranial do tubo nervoso (Schoenwolf, 2016).

Uma estrutura similar forma-se na parte caudal do embrião, a **membrana cloacal**. A estrutura também é formada por ectoderma e endoderma e dará origem ao **alantoide** – que, nos seres humanos, em vez de reservar produtos de excreção ou ter funções respiratórias, permanece rudimentar. No entanto, seu mesoderma tem importante função ao constituir, futuramente, as artérias umbilicais.

Entre as células mesenquimais que sofreram migração através da linha primitiva, algumas são conhecidas como células *pré-notocordais*. Essas células invaginam pela fosseta primitiva e estendem-se ao longo do embrião como **processo notocordal** (Figuras 2.15 a 2.17).

**Figura 2.15** – Formação do processo notocordal

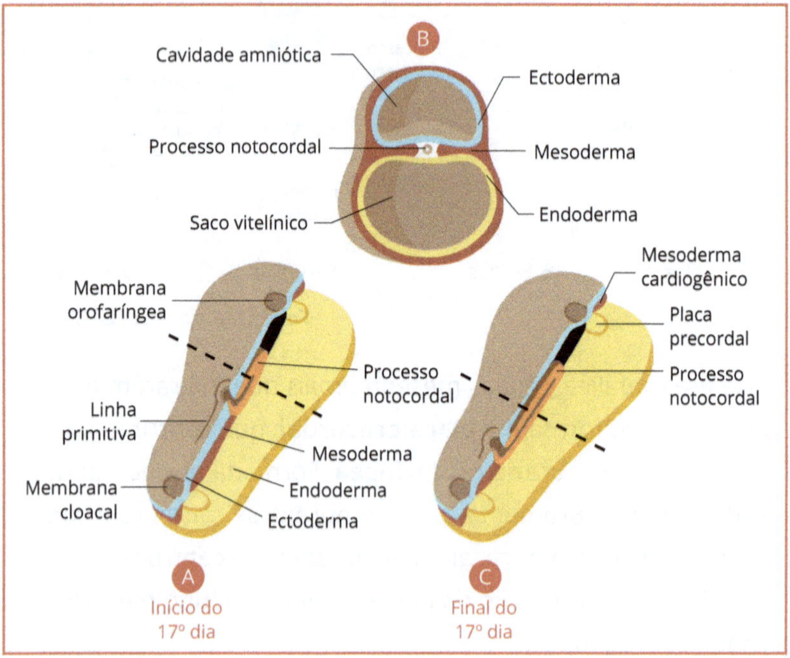

Fonte: Schoenwolf, 2016, p. 71.

O processo notocordal desenvolve um canal e, já em formato de tubo oco, funde-se com a endoderma, formando a **placa notocordal** por volta do 20º dia. Em seguida, essa placa se destaca do endoderma e origina uma estrutura sólida em forma de bastão, um cordão de células – a **notocorda** (Figura 2.16).

**Preste atenção!**

A notocorda forma-se primeiro na região cranial e, posteriormente, estende-se ao longo do embrião, ao passo que a linha primitiva sofre regressão, desaparecendo ao final da quarta semana.

Figura 2.16 – Transformação do processo notocordal oco em notocorda sólida e maciça

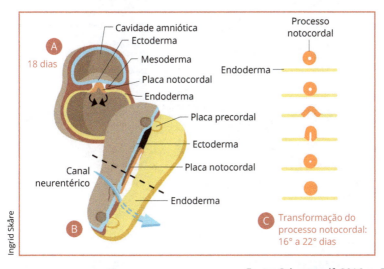

Fonte: Schoenwolf, 2016, p. 72.

A notocorda atua como indutor, ao sinalizar para a diferenciação de células ectodérmicas a ela sobrepostas durante a formação da placa neural (Moore et al., 2012). Além disso, induz a formação dos corpos vertebrais e relaciona-se com em formação do crânio, costelas e esterno (Schoenwolf, 2016; Garcia; Fernández, 2012).

## Figura 2.17 – Desenvolvimento do processo notocordal

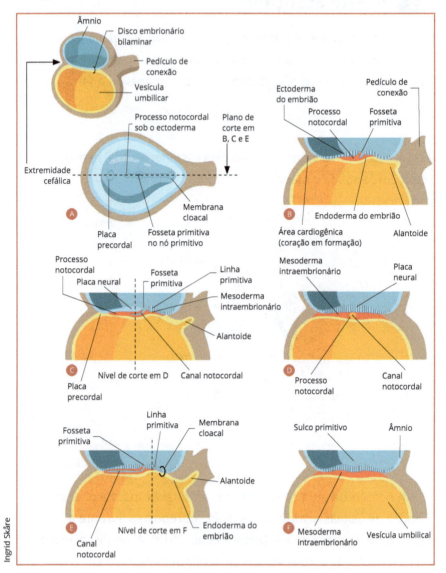

Fonte: Moore et al., 2012, p. 59.

## 2.4 Neurulação

A **neurulação** é a etapa do desenvolvimento embrionário caracterizada pelo início da formação do sistema nervoso do indivíduo, que ocorre com a formação do tubo neural.

No caso dos seres humanos, a neurulação – assim como a gastrulação – também se inicia na terceira semana de gestação. Assim, uma vez que o desenvolvimento embrionário humano ocorre no sentido cefalocaudal, ainda enquanto os folhetos embrionários estão se formando na parte caudal do embrião, estruturas craniais já estão se diferenciando e permitindo a ocorrência da neurulação.

Esse estádio do desenvolvimento começa quando a notocorda induz células do ectoderma à diferenciação e estas passam a constituir a **placa neural**, no início da terceira semana de gestação. Em torno do 18º dia, um sulco forma-se nessa placa e suas bordas – as **pregas neurais** – tornam-se proeminentes e se unem, formando o **tubo neural** (Figura 2.18).

**Figura 2.18** – Embriões de 19 a 21 dias ilustrando a formação do tubo neural, mas também do celoma intraembrionário e dos somitos

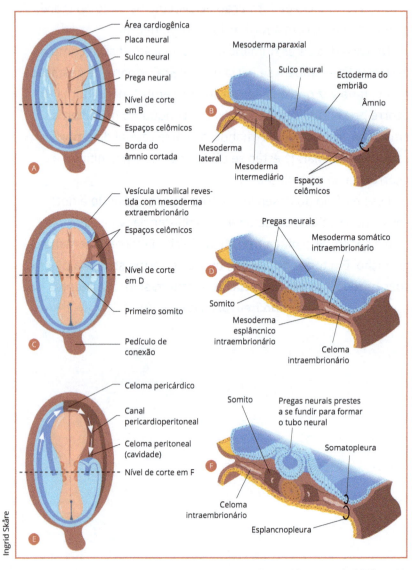

Fonte: Moore et al., 2012, p. 62.

As células que estavam imediatamente ligadas às bordas do tubo neural também se fundem, formando as **cristas neurais**, logo acima do tubo neural (Figura 2.19). Então, as células remanescentes do ectoderma fundem-se e voltam a constituir um tecido único e contínuo que formará a epiderme.

Posteriormente, as cristas neurais vão separar-se em duas e darão origem a estruturas do sistema nervoso central – os nervos cranianos e os gânglios da medula espinal – e outras áreas do corpo, por exemplo, a retina e as células da glândula suprarrenal (Garcia; Fernández, 2012; Schoenwolf, 2016; Moore et al., 2012).

**Figura 2.19** – Representação esquemática da formação e separação da crista neural

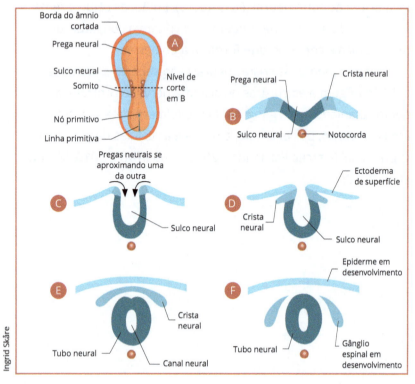

Fonte: Moore et al., 2012, p. 63.

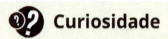 **Curiosidade**

Como a crista neural origina diversas estruturas do corpo humano, Sadler (2016) a compara a um "quarto folheto embrionário". Podemos citar como derivados da crista neural: células gliais e de Schwann, melanócitos, tecido conjuntivo e ossos da

face e crânio, gânglios nervosos (craniais, espinais, simpáticos pré-aórticos, parassimpáticos do sistema digestório), derme da face e do pescoço, medula suprarrenal, meninges, entre outros.

Ao final da neurulação, ainda na quarta semana de desenvolvimento, o sistema nervoso terá uma porção cefálica mais larga, formada por **vesículas cefálicas** (prosencéfalo, mesencéfalo e rombencéfalo), e uma porção caudal mais estreita: a medula espinal. Além disso, os pontos de comunicação do tubo neural com a cavidade amniótica, neuróporo cranial e caudal já estarão fechados. No entanto, a formação do tubo nervoso – a um nível mais caudal – encerra-se apenas na oitava semana de gestação, período conhecido como *neurulação secundária* (Schoenwolf, 2016; Garcia; Fernández, 2012).

**Figura 2.20** – Representação esquemática das vesículas cefálicas e do tubo nervoso ainda em formação na parte caudal do embrião

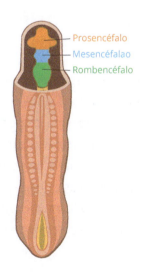

Systemoff/Shutterstock

Embora para fins didáticos os estádios do desenvolvimento do embrião sejam separados, é importante que se compreenda que a formação das estruturas embrionárias ocorre, muitas vezes, de maneira simultânea.

Isso quer dizer que, durante a terceira e a quarta semanas do desenvolvimento embrionário humano, os eventos são inúmeros e complexos. Por isso, ao observar um embrião durante a neurulação, diversas estruturas podem ser identificadas, tais como: somitos, tubo digestório, mesoderma intermediário, mesoderma lateral e os primórdios do coração. Além dos já mencionados: saco amniótico, vesícula umbilical, alantoide, pedúnculo embrionário, membrana cloacal, notocorda, membrana oral e crista neural.

Algumas dessas estruturas já foram descritas, porém outras não tiveram sua formação detalhada. Na sequência, serão apresentadas não mais em ordem cronológica, e sim de acordo com o folheto embrionário que as originou.

## 2.5 Folhetos embrionários e formação de tecidos e órgãos

A organogênese é o período do desenvolvimento embrionário definido pela formação de tecidos e órgãos específicos a partir dos folhetos embrionários: endoderma, mesoderma e ectoderma. Segundo Sadler (2016), na espécie humana, esse estádio tem início por volta da terceira semana de gestação e encerra-se durante a oitava semana, quando as principais estruturas de cada sistema do organismo estão formadas. Após esse período, o concepto deixa de ser chamado de *embrião* e passa a ser nomeado *feto* – necessitando apenas maturar órgãos e crescer para estar pronto para o nascimento.

Durante a organogênese, um importante mecanismo responsável pela definição da estrutura tridimensional dos embriões e pela separação destes de suas membranas extraembrionárias (vesícula umbilical e âmnio) são os **dobramentos** do disco embrionário. Essas dobras começam por volta do 22º–23º dia, são provocadas pelo crescimento diferencial dos tecidos embrionários e resultam em um corpo em forma tubular, contendo "tubo dentro de um tubo" (Schoenwolf, 2016) e "tubo sobre tubo" (Sadler, 2016; Schoenwolf, 2016).

 **Preste atenção!**

O formato de dobras é assumido porque, durante a quarta semana, certas estruturas (notocorda, tubo neural e somitos em desenvolvimento) tornam o eixo dorsal do embrião mais rígido, ocorrendo dobramentos apenas na parte mais externa e flexível do disco.

Ao sofrer dobras no sentido cefalocaudal (Figura 2.21) e lateral (Figura 2.22), a morfologia do embrião torna-se característica (Figura 2.23). Além disso, as camadas embrionárias unem suas extremidades, fundindo os lados opostos de um mesmo folheto embrionário (Schoenwolf, 2016).

**Figura 2.21** – Dobra cefalocaudal e seus efeitos embriões humanos de 17, 22, 24 e 28 dias

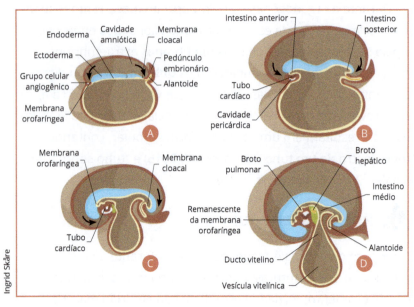

Fonte: Sadler, 2016, p. 71.

**Figura 2.22** – Dobra lateral e seus efeitos em embriões humanos de diferentes estádios

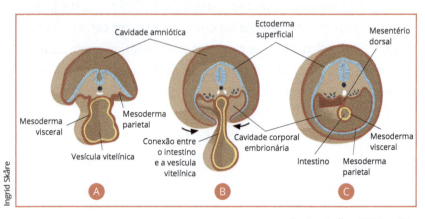

Fonte: Sadler, 2016, p. 71.

**Figura 2.23** – Vista lateral de um embrião no final da quarta semana de desenvolvimento, já com a área cardiogênica bastante evidente

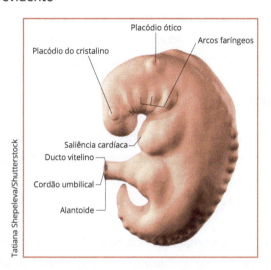

De maneira resumida, através da união das extremidades do endoderma é delimitado o **tubo digestivo** ou intestino. Já no caso do ectoderma, o espaço formado com a fusão de suas extremidades torna-se o **celoma intraembrionário**. O mesoderma atua como revestimento dessas estruturas e da parede corporal (Schoenwolf, 2016). No entanto, há muito mais que isso.

Vamos entender um pouco melhor quais são esses folhetos embrionários e as estruturas deles derivadas?

Para começar, é importante saber que todos os cordados são celomados e triblásticos. Portanto, apresentam diversos órgãos alojados em uma cavidade corporal verdadeira – totalmente revestida pelo mesoderma – e três tecidos ou folhetos embrionários ou, ainda, três camadas germinativas, definidos durante a gastrulação: endoderma, mesoderma e ectoderma.

 **Importante!**

De modo genérico, podemos afirmar que esses três folhetos estão nomeados de acordo com sua posição no embrião. O endoderma é o mais interno; o mesoderma, o intermediário; e o ectoderma, o mais externo.

Ao contrário dos demais tecidos oriundos da blástula – chamados de *tecidos extraembrionários* –, esses três tecidos embrionários são todos derivados do epiblasto e, consequentemente, da massa celular interna da blástula, o embrioblasto (Figura 2.24). Eles são os únicos responsáveis por formar todas as estruturas corporais do organismo em desenvolvimento, ou seja, são os primórdios dos tecidos e órgãos adultos.

**Figura 2.24** – A origem dos tecidos embrionários e extraembrionários

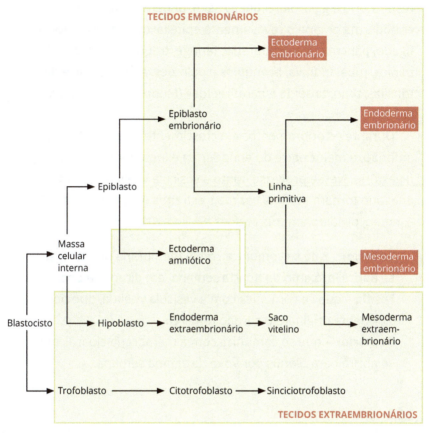

Fonte: Garcia; Fernández, 2012, p. 432.

## 2.5.1 Endoderma

O endoderma é o folheto embrionário mais interno, formado a partir das células do epiblasto que invaginaram através da linha primitiva e deslocaram células do hipoblasto.

Dessa forma, faz sentido que ele seja responsável pelo revestimento interno dos órgãos corporais – em especial do sistema respiratório e gastrointestinal. Assim, podemos dizer que o endoderma origina o revestimento epitelial do tubo digestório, fígado, pâncreas, bexiga, uretra, faringe, traqueia, cavidade timpânica, tuba auditiva, brônquios e pulmões. Além de parte das tonsilas, timo, tireoide e paratireoides (Moore et al., 2012; Sadler, 2016).

Durante os dobramentos e o crescimento cefalocaudal do embrião, a maior parte do endoderma é incorporada ao tubo digestório. Nesse processo, tanto a vesícula vitelina quanto o intestino tornam-se cada vez mais estreitos e longos. O intestino é, então, dividido em três regiões (Sadler, 2016):

1. **Anterior** – que se comunica com a membrana orofaríngea e se abrirá, próximo da quarta semana, em direção à boca.
2. **Média** – que se comunica com a vesícula vitelina, que posteriormente originará o cordão umbilical.
3. **Posterior** – que se comunica com a membrana cloacal, que se abrirá para o ânus por volta da sétima semana.

### 2.5.2 Ectoderma

Durante a gastrulação, parte do ectoderma forma a placa neural e parte reveste o embrião. Desse modo, esse tecido embrionário é subdividido em neuroectoderme e ectoderma superficial.

A porção mais externa, o **ectoderma superficial**, dá origem a nosso revestimento corporal externo – a epiderme e suas estruturas anexas (pelos e as unhas). Mas também origina o cristalino, o epitélio sensorial das orelhas e narinas, o esmalte do dente e certas glândulas, como as mamárias, subcutâneas e a parte anterior da hipófise (Moore et al., 2012; Garcia; Fernández, 2012).

Já da **neuroectoderma** deriva a crista neural e o **tubo neural**. Ele constituirá o sistema nervoso central e periférico, a retina e a parte posterior da hipófise.

A **crista neural** originará gânglios espinais e cranianos, meninges, células de Schwann e da Glia, tecidos derivados dos arcos faríngeos (tecidos musculares, tecidos ósseos e conjuntivos da face, pescoço e cavidade oral), a medula suprarrenal, os folículos pilosos e os melanócitos (Moore et al., 2012; Garcia; Fernández, 2012; Sadler, 2016).

## 2.5.3 Mesoderma

O mesoderma é o tecido intermediário do embrião e também o responsável por originar as mais diversas estruturas do corpo humano. Além da maior parte do tecido conjuntivo corporal, o mesoderma é responsável por formar a musculatura.

 **Importante!**

A formação de diversos órgãos e estruturas, como rins, ovários, coração, vasos sanguíneos e linfáticos, testículos, baço, córtex das suprarrenais e membranas serosas ocorrem a partir do mesoderma (Moore et al., 2012).

O mesoderma forma-se a partir da invaginação de células do epiblasto pela linha primitiva do embrião. Inicialmente, esse folheto embrionário compõe uma camada de células entre o ectoderma e o endoderma no disco embrionário. No entanto, em seguida, expande-se e é dividido de acordo com sua região no embrião – principalmente em relação ao tubo neural em formação – em: paraxial, intermediário e lateral (Figura 2.25). O paraxial encontra-se mais próximo do tubo neural; o intermediário, na posição mediana, e o lateral, mais afastado. Cada porção desse folheto embrionário dará origem a diferentes estruturas do corpo humano.

**Figura 2.25** – O desenvolvimento do folheto embrionário do 17º ao 21º dia: divisão do mesoderma intraembrionário em paraxial (somitos), intermediário e lateral (parietal e visceral)

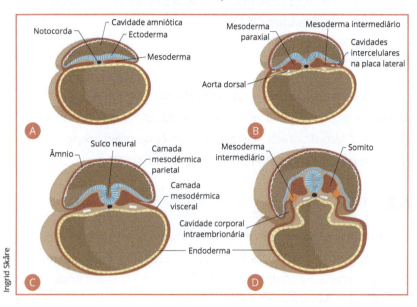

Fonte: Sadler, 2016, p. 65.

O **mesoderma paraxial**, por exemplo, inicialmente forma duas colunas espessas de tecido, uma de cada lado, ao longo do tubo neural. No final da terceira semana do desenvolvimento embrionário, essas colunas são segmentadas, formando pares de blocos de mesoderma paraxial – os somitos.

Os **somitos** são importantes estruturas que iniciam seu desenvolvimento no fim da terceira semana e vão formando-se durante o desenvolvimento do embrião, coincidindo com o tempo de importantes eventos da neurulação.

Por ser de fácil observação, a quantidade de somitos pode ser utilizada para determinar a idade embrionária. Segundo Garcia e Fernández (2012), três pares de somito são formados diariamente, em média, e até a sexta semana, mais de 40 pares de somitos serão formados.

Os somitos serão responsáveis pelos tecidos de sustentação do corpo, originando, assim, músculos, cartilagem, ossos (vértebras e costelas) e parte da derme.

O **mesoderma intermediário** forma-se apenas no tronco e está imediatamente ao lado dos somitos, também passando por segmentação. Esse mesoderma está relacionado com a formação do aparelho urogenital.

O **mesoderma lateral** também se forma apenas na região do tronco e subdivide-se em duas camadas: a somática ou parietal (associada ao ectoderma) e a visceral ou esplâncnica (associada ao endoderma). Essas são as camadas de tecido que envolvem e delimitam o celoma intraembrionário.

O mesoderma lateral parietal é responsável por formar parte dos membros (ossos, músculos e tecidos conjuntivos), o esterno e as membranas que revestem tanto a parede corporal, internamente, quanto as cavidades peritoneal, pleural e pericárdica (Sadler, 2016; Schoenwolf, 2016).

Já o mesoderma lateral visceral forma a membrana serosa fina sobre todos os órgãos, além de parte da parede do tubo intestinal, junto com a endoderme, e os primórdios do coração (Moore et al., 2012).

**Preste atenção!**

Como o mesoderma lateral associa-se aos demais folhetos germinativos, ele pode receber ainda dois outros nomes: *esplancnopleura* (associação entre mesoderma visceral e endoderma) e *somatopleura* (associação entre mesoderma parietal e ectoderma).

## 2.6 Atividade de pesquisa: o perigo do uso de medicamentos sem orientação médica no período de desenvolvimento embrionário

O período do desenvolvimento embrionário não tem um início comum para todos os autores. Para alguns ele se inicia com a fecundação, para outros ele pode começar apenas depois da implantação do então chamado *concepto* no útero. Há, ainda, aqueles que defendam como embrião apenas o concepto após a fase de gastrulação (Schoenwolf, 2016).

Aqui, consideramos como período de desenvolvimento embrionário todos os momentos que vão desde a formação do zigoto até a oitava semana após esse evento. É quando se inicia o período fetal, estando o organismo do indivíduo com os sistemas pré-formados, aguardando apenas a maturação de seus órgãos e estruturas e o crescimento do feto até o momento do parto.

O período embrionário é uma fase bastante delicada da gestação, uma vez que uma série de eventos pode provocar uma anomalia congênita, ou seja, uma malformação presente já no nascimento do bebê – estrutural, funcional, comportamental, metabólica ou hereditária (Moore et al., 2012).

Na ciência, existe uma área voltada para a compreensão dos mecanismos e dos padrões do desenvolvimento anormal. As causas até hoje conhecidas são descritas como fatores genéticos (anormalidades cromossômicas), fatores ambientais (fármacos e vírus) ou herança multifatorial. Esta última engloba fatores genéticos e ambientais como causa conjunta de anomalias congênitas, nas quais o genótipo determinaria a suscetibilidade do indivíduo a determinado fator ambiental (Schoenwolf, 2016; Moore et al., 2012).

É importante ressaltar que há diferentes termos para as distintas variações que podem ocorrer durante o desenvolvimento anormal. Segundo Moore et al. (2012), **malformações** são deformidades em órgãos, estruturas ou partes maiores do organismo causadas por fatores intrínsecos, que, portanto, são anormais desde o início.

**Perturbações** são defeitos também de órgãos, estruturas e regiões corporais. Nesse caso, porém, foram provocadas após a exposição da gestante e do embrião a teratógenos. Assim, fármacos, drogas de abuso ou vírus perturbam o desenvolvimento que inicialmente apresentava-se normal. **Deformações**, por sua vez, são alterações na forma ou na posição de uma estrutura corporal provocada por ação mecânica. Já a **displasia** diz respeito aos resultados provocados no organismo por uma organização anormal de células em tecidos. Além disso, existem termos próprios para caracterizar **anomalias múltiplas**, tais como síndrome, associação e sequência – tendo cada uma delas um significado referente à causa e à patogênese.

Embora as causas genéticas (mutações cromossômicas numéricas e estruturais, mas também as mutações gênicas) sejam responsáveis pela maior parte das anomalias congênitas, neste capítulo nos interessa abordar aquelas provocadas por fatores ambientais. Isso porque, se bem informada, a população pode evitar a exposição dos embriões a agentes teratogênicos e minimizar tanto abortos espontâneos quanto o desenvolvimento anormal dos embriões humanos e a mortalidade infantil.

Segundo Moore et. al. (2013, p. 487), para avaliar a teratogenicidade de um agente, devemos levar em consideração três fatores: os períodos críticos do desenvolvimento embrionário, a dose do fármaco ou agente químico e o genótipo do embrião.

A relação entre dose e efeito teratogênico é simples. Normalmente, quanto maior a exposição durante a gravidez, mais grave deve ser a consequência fenotípica no embrião. Quanto ao genótipo, o que se sabe é que determinadas constituições genéticas podem determinar certa resistência a alguns agentes teratogênicos, como a medicação antiepilética fenitoína, por exemplo. Já para compreender como os períodos gestacionais podem influenciar na teratogenicidade de um agente, é importante atentar a mais detalhes.

Os diferentes tecidos, órgãos e sistemas do organismo humano desenvolvem-se em determinado momento do período embrionário e, portanto, também apresentam diferentes períodos críticos (Figura 2.26). Assim, um mesmo agente teratogênico, por exemplo, pode provocar diferentes consequências no embrião, dependendo do período gestacional em que a mulher a ele exposta se encontra.

**Figura 2.26** – Períodos críticos do desenvolvimento pré-namenos humano

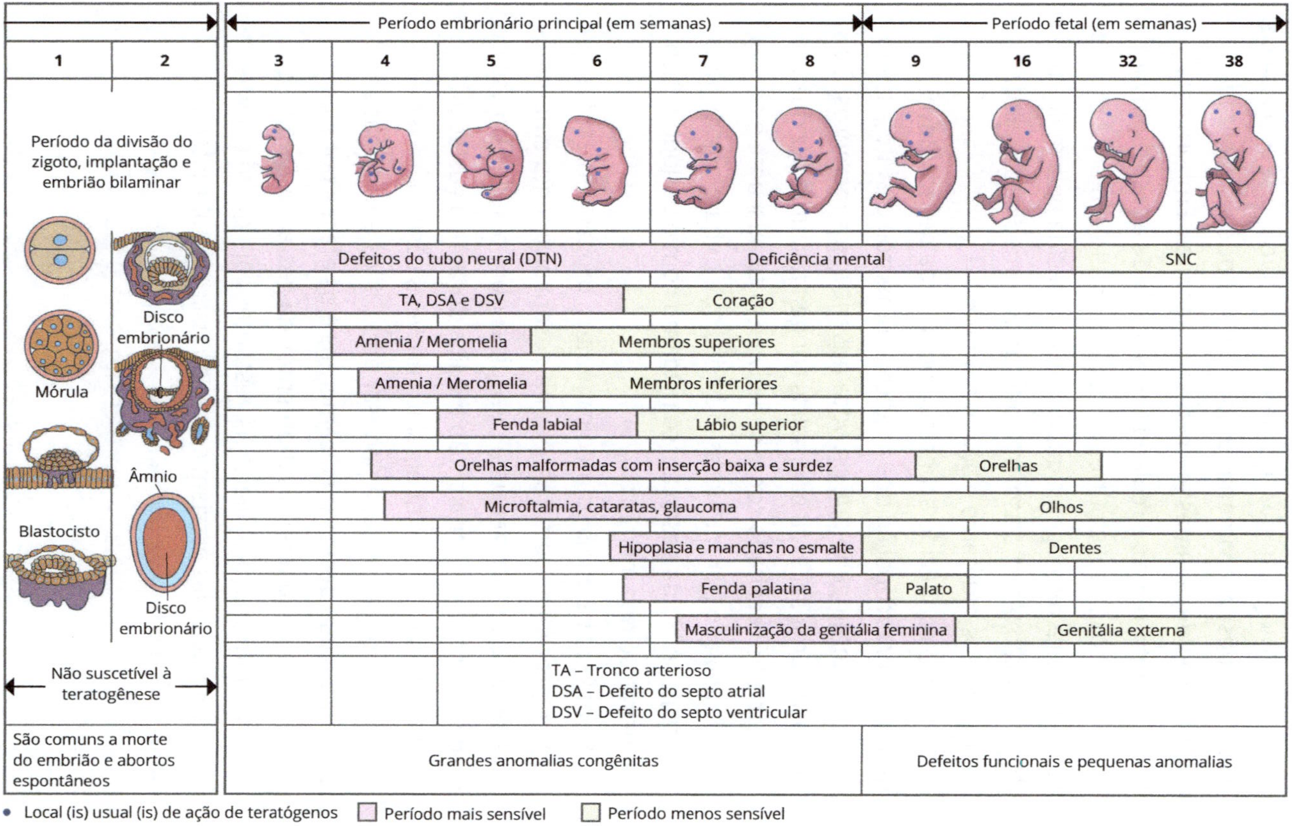

| | Período embrionário principal (em semanas) | | | | | | | Período fetal (em semanas) | | |
|---|---|---|---|---|---|---|---|---|---|---|
| 1–2 | 3 | 4 | 5 | 6 | 7 | 8 | 9 | 16 | 32 | 38 |

Período da divisão do zigoto, implantação e embrião bilaminar

Disco embrionário
Âmnio
Disco embrionário
Mórula
Blastocisto

Não suscetível à teratogênese

São comuns a morte do embrião e abortos espontâneos

- Defeitos do tubo neural (DTN)
- TA, DSA e DSV — Coração
- Amenia / Meromelia — Membros superiores
- Amenia / Meromelia — Membros inferiores
- Fenda labial — Lábio superior
- Orelhas malformadas com inserção baixa e surdez — Orelhas
- Microftalmia, cataratas, glaucoma — Olhos
- Hipoplasia e manchas no esmalte — Dentes
- Fenda palatina — Palato
- Masculinização da genitália feminina — Genitália externa
- Deficiência mental — SNC

TA – Tronco arterioso
DSA – Defeito do septo atrial
DSV – Defeito do septo ventricular

Grandes anomalias congênitas | Defeitos funcionais e pequenas anomalias

- Local (is) usual (is) de ação de teratógenos
- ▢ Período mais sensível   ▢ Período menos sensível

Ingrid Skåre

Fonte: Moore et al., 2012, p. 489.

Com a divulgação dos agentes teratogênicos e seus possíveis efeitos no desenvolvimento embrionário, pode ser realizada a prevenção de algumas anomalias congênitas. Embora haja bastante informação circulando na sociedade a respeito de itens como cigarro, álcool e outras drogas de abuso, ainda há muitos fármacos cuja teratogenicidade é desconhecida pela maior parte da população. Além disso, o hábito da automedicação ainda coloca muitas mulheres e bebês em risco.

Um caso conhecido aconteceu no final da década de 1950, quando a preocupação dos médicos aumentou quanto à talidomida, um teratógeno que provoca ausência dos membros. Ele provocou uma série de anomalias congênitas, uma vez que era um remédio receitado como sedativo e antinauseante e acabou sendo utilizado por mulheres grávidas que tinham enjoos justamente no início da gestação, coincidindo com o período crítico da formação dos membros.

E você? Sabe quais os medicamentos, drogas e infecções que podem promover perturbações no desenvolvimento embrionário e fetal? Que tal fazer uma pesquisa sobre o perigo do uso de medicamentos sem prescrição médica durante a gestação?

Procure saber para quais sintomas eles costumam ser indicados e se exigem receita para ser adquiridos em farmácias. Compare o uso desses medicamentos e os efeitos por eles provocados em diferentes momentos da gestação. Depois de recolher informações, alerte as gestantes com quem convive caso note que elas estejam correndo risco de submeter seu bebê a algum tipo de dano.

## Síntese

O desenvolvimento embrionário é o processo pelo qual um zigoto, uma única célula diploide, sofre uma série de transformações, baseadas principalmente na diferenciação e na migração celular, a fim de adquirir um organismo anatomicamente e fisiologicamente dentro dos padrões de sua espécie.

O primeiro estádio de desenvolvimento embrionário é a clivagem. Um embrião em clivagem passa por diversas mitoses, originando cada vez mais células (blastômeros), porém mantendo o volume embrionário. O padrão de clivagem de um ovo depende da quantidade e da distribuição do vitelo em seu citoplasma. No caso do embrião humano, a divisão é holoblástica rotacional e costuma ocorrer no percurso que o embrião realiza das tubas uterinas até o útero.

Quando assume o estádio de oito células, o embrião passa pelo processo de compactação e modifica o aspecto de suas células. Durante a etapa de mórula, o embrião já apresenta suas células divididas em dois grupos: massa celular interna e trofoblasto. Com o acúmulo de líquido entre as células da massa celular interna, uma cavidade vai sendo formada no interior do embrião – a blastocele. O embrião, por volta do sexto dia de desenvolvimento, passa a ser chamado de *blastocisto* e já é capaz de se implantar no endométrio, que se encontra na fase secretora.

Por volta do oitavo dia já é possível observar o embrião em formato de disco bilaminar. Então, a linha primitiva forma-se na parte dorsal desse disco e por ali ocorre a invaginação de células mesenquimais, que, ao serem internalizadas e migrarem, dão ao embrião o aspecto de disco trilaminar. Esses eventos caracterizam a fase de gástrula, garantindo a formação dos tecidos endoderma, mesoderma e ectoderma, além da formação do processo notocordal no embrião, de aspecto alongado e achatado.

O processo notocordal, então, origina a notocorda maciça, que induz a diferenciação da placa neural e, consequentemente, a formação do tubo e das cristas neurais durante o estádio de nêurula.

Durante o estádio final do desenvolvimento embrionário, a organogênese, acontecem os dobramentos do disco embrionário. Com isso, os tecidos embrionários – endoderma, mesoderma e ectoderma – promovem a formação dos tecidos e órgãos do corpo humano. Desse modo, finaliza-se o período embrionário, e o embrião passa a ser chamado de *feto*.

## Conhecimento aplicado

1. A ordem dos estádios do desenvolvimento embrionário está correta em:

    **A** zigoto, clivagem, mórula, blástula, nêurula, gástrula e organogênese.
    **B** fecundação, zigoto, clivagem, nêurula, blástula, gástrula e organogênese.
    **C** zigoto, clivagem, mórula, blástula, gástrula, nêurula e organogênese.
    **D** fecundação, clivagem, blástula, mórula, gástrula, organogênese e nêurula.
    **E** zigoto, clivagem, mórula, blástula, gástrula, organogênese e nêurula.

2. Com relação ao estádio de clivagem, está correto o que se afirma em:

   A) Durante a clivagem, o zigoto passa por sucessivas meioses.
   B) Seres humanos têm segmentação do tipo parcial desigual.
   C) Os ovos oligolécitos das aves e dos répteis sofrem segmentação total e igual.
   D) Na espécie humana, a etapa de clivagem normalmente ocorre nas tubas uterinas.
   E) Ao longo do período de clivagem, os blastômeros crescem em volume e quantidade.

3. O principal evento da gastrulação consiste:

   A) no aparecimento da notocorda, estrutura responsável pela formação dos ossos.
   B) na divisão do zigoto em células menores e diferenciadas, chamadas *blastômeros*.
   C) no desenvolvimento do tubo neural, que dará origem ao sistema nervoso do embrião.
   D) no surgimento da cavidade interna preenchida por líquido e na implantação do embrião.
   E) na formação do embrião trilaminar, apresentando endoderme, mesoderme e ectoderme.

4. Agentes teratogênicos são:

   A) componentes químicos ou físicos capazes de alterar a estrutura cromossômica dos embriões.
   B) remédios utilizados em dose alta durante períodos críticos do desenvolvimento embrionário.

- C substâncias que podem provocar o desenvolvimento anormal do embrião ou abortos espontâneos.
- D drogas ilícitas capazes de alterar o sistema nervoso e a capacidade cognitiva dos fetos humanos.
- E agentes capazes de prejudicar a meiose dos gametas e induzir a formação de zigotos com cromossomos extras.

5. O revestimento epitelial interno do tubo digestório, a medula espinal e os músculos são derivados, respectivamente, do:

- A ectoderma (superficial), mesoderma (lateral) e endoderma.
- B mesoderma (paraxial), endoderma e ectoderma (superficial).
- C endoderma, ectoderma (tubo neural) e mesoderma (somitos).
- D endoderma, mesoderma (notocorda) e ectoderma (tubo neural).
- E mesoderma (intermediário), ectoderma (crista neural) e endoderma.

## Desenvolvendo a cognição

### Reflexão

1. Durante o desenvolvimento embrionário, diferentes estruturas anexas exercem papel fundamental para a sobrevivência do embrião e a formação saudável de seu organismo. Pesquise os diferentes anexos embrionários presentes nos animais e elabore um quadro comparando sua existência e sua função em, pelo menos, três diferentes grupos de vertebrados: peixes, aves e mamíferos. Investigue um pouco mais sobre a placenta dos mamíferos e sua relação com o

desenvolvimento diferenciado de animais como o canguru, o gambá, o ornitorrinco e equidna.

2. Durante a gestação, a mulher precisa tomar mais cuidados com sua saúde do que o normal. Algumas doenças provocadas por vírus e bactérias – e que não apresentariam riscos sérios para adultos – podem causar partos prematuros, malformações ou doenças congênitas se contraídas por gestantes. Faça uma lista dessas doenças e seus sintomas, apresentando os cuidados que podem ser tomados para a prevenção.

## Laboratório

1. Para compreender o desenvolvimento embrionário, além da leitura, é necessário utilizar outras ferramentas didáticas, como imagens e vídeos que ajudem na construção mental dos eventos tridimensionais de cada estádio. Propomos a você uma atividade diferente: que tal utilizar massinha de modelar para simular o desenvolvimento embrionário? Entre no portal "O que a ciência sabe?" e siga as instruções da primeira sequência didática. Você poderá fazer diferentes exercícios e melhor compreender como um zigoto se transforma em um organismo complexo. Disponível em: <https://deboracristinacest.wixsite.com/oqueacienciasabe/embriologia>. Acesso em: 31 ago. 2020.

## Acompanhe sua aprendizagem

O capítulo chegou ao fim. A seguir, veja a quais dos itens você atende e descubra se precisa retomar algum assunto.

- ☐ Reconhece as etapas da clivagem e formação da mórula?
- ☐ Diferencia, estruturalmente, a blástula e a gástrula?
- ☐ Identifica as estruturas da nêurula e a formação do sistema nervoso?
- ☐ Esquematiza os principais eventos dos diferentes estádios do desenvolvimento embrionário?
- ☐ Diferencia os folhetos embrionários e reconhece o papel que eles exercem na formação dos tecidos adultos?
- ☐ Compreende o perigo do uso de medicamentos sem orientação médica no período do desenvolvimento embrionário?

CAPÍTULO 3

# TECIDO EPITELIAL,

Todos os tecidos apresentam componentes em comum: **células** atuando como unidade funcional; **matriz extracelular** compondo a estrutura tecidual e garantindo o desenvolvimento e o funcionamento normal das células; e **fluidos** corporais extracelulares responsáveis por suprir as necessidades de nutrientes e oxigênio, bem como de eliminação de produtos da célula.

No entanto, cada tecido tem suas características morfológicas e funcionais específicas. São elas que baseiam a classificação dos tecidos animais adultos em quatro grandes grupos – epitelial, conjuntivo, muscular e nervoso –, bem como suas subdivisões internas.

Neste capítulo, abordaremos o tecido epitelial de revestimento e o tecido epitelial glandular, apresentando suas principais características, funções e componentes.

## 3.1 Características gerais, funções e componentes dos epitélios

Como mencionado anteriormente, os tecidos embrionários desenvolvidos ao longo da gastrulação – endoderma, mesoderma e ectoderma – são responsáveis pela formação de todos os órgãos e tecidos presentes no corpo humano.

Segundo Gartner e Hiatt (2007), os diferentes epitélios do corpo humano podem derivar dos três folhetos embrionários (Quadro 3.1).

**Quadro 3.1** – Epitélios derivados dos diferentes tecidos embrionários

| Tecido embrionário | Epitélios derivados |
|---|---|
| Endoderma | Revestimento do trato respiratório e gastrointestinal. Fígado e pâncreas. |
| Mesoderma | Revestimento do sistema genital, endotélios do sistema circulatório e mesotélio das cavidades corporais. Túbulos renais. |
| Ectoderma | Revestimento da mucosa nasal e oral, da córnea e epiderme. Glândulas da pele e mamárias. |

Fonte: Elaborado com base em Gartner; Hiatt, 2007.

Neste capítulo, vamos conhecer um pouco mais as características desse grupo de tecidos que pode exercer diferentes funções no nosso organismo.

O tecido epitelial é caracterizado pela presença de **células justapostas**, ou seja, células bastante aderidas umas às outras, capazes de formar uma barreira entre o tecido adjacente – geralmente conjuntivo – e a superfície do epitélio. Em razão do espaço mínimo entre as células, há **pouca substância extracelular** nesse tecido.

A adesão das células epiteliais entre si e com a membrana basal é bastante firme e estável e ocorre por junções de três tipos: junções oclusivas (exclusivas do tecido epitelial), junções de adesão e junções comunicantes (Figura 3.1).

As **junções oclusivas** unem fortemente as membranas plasmáticas de duas células vizinhas através de proteínas transmembrana chamadas *ocludinas*. Essas junções são as mais apicais da célula e assemelham-se a múltiplas costuras, que não só unem e dão estabilidade às células epiteliais, como também realizam vedação tecidual. Portanto, por meio da fusão de pequenos pontos das membranas, formam-se barreiras que não permitem o fluxo livre de substâncias, atuando na permeabilidade celular. Esse tipo de junção também pode ser chamado de *junção íntima*, *junção impermeável* ou *zônula de oclusão*.

As **junções de adesão**, ou de ancoragem, podem ser de três tipos: zônulas de adesão, hemidesmossomos e desmossomos. As **zônulas de adesão** são junções que contribuem para a aderência entre células, nas quais filamentos de actinas circundam várias células vizinhas formando um cinturão de adesão. Os **desmossomos** são estruturas complexas formadas por duas placas proteicas em forma de discos, presentes em qualquer lugar da superfície celular e capazes de se conectar uma a outra. Em aumentos menores, assemelham-se a botões de pressão ou pontos de solda que prendem as células vizinhas. Em imagens mais detalhadas, contudo, é possível observar os filamentos intermediários de queratina que unem essas placas. Os desmossomos estão presentes em maior quantidade em epitélios que sofrem maiores desgastes e estresse mecânico. Os **hemidesmossomos** não unem células vizinhas, mas sim uma célula epitelial à lâmina basal. Nesse caso, as placas de adesão citoplasmática, por meio de integrina (uma proteína transmembrana) e filamentos de ancoragem (tonofilamentos), prendem a célula epitelial à lâmina basal, aumentando a estabilidade do tecido. Os hemidesmossomos se assemelham a um desmossomo pela metade.

Por último, as **junções comunicantes**, ou junções em gap, são aquelas que conectam células vizinhas por meio de proteínas de membrana chamadas *conexinas*. Quando essas proteínas se alinham, um canal de comunicação entre as células vizinhas é estabelecido, permitindo trocas de íons e pequenas moléculas entre seus citoplasmas. Tais canais, chamados *conéxons*, têm sua abertura controlada pela concentração intracelular de íons cálcio – estando abertas apenas em concentrações baixas. Através dessas conexões, importantes sinais são trocados, além de excitação elétrica.

**Figura 3.1** – Junções intercelulares presentes nos epitélios: (A) distribuição geral das junções sobre a superfície celular epitelial; (B) zônula de oclusão; (C) cinturão de adesão; (D) desmossoma; (E) junção comunicante; (F) hemidesmossoma

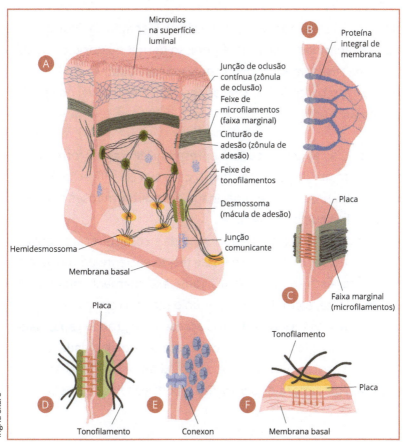

Os epitélios são tecidos **avasculares** que, por não terem vasos sanguíneos, dependem do tecido conjuntivo adjacente para obter sua nutrição e oxigenação. A separação desses tecidos ocorre por meio da **membrana basal**, um complexo formado pela lâmina basal – uma matriz extracelular especializada produzida por células epiteliais – e por componentes do tecido conjuntivo. É através dessa estrutura que, por meio de difusão, as substâncias são conduzidas de um tecido ao outro.

 **Importante!**

O tecido epitelial apresenta-se bastante inervado. Se, por um lado, a capacidade sensorial é por isso permitida nos tecidos epiteliais de revestimento (ex.: córnea, mucosa olfativa, epiderme), por outro, o controle das células secretoras é possível no epitélio glandular.

As células epiteliais podem apresentar diferentes formatos, sendo este um importante critério para sua classificação. Elas têm, ainda, uma grande capacidade de realizar mitoses e renovar o tecido que compõem.

A configuração tecidual apresentada – com suas características e particularidades – torna esse tecido eficiente para revestir e delimitar estruturas corporais, tanto externamente quanto internamente, além de constituir unidades secretoras.

Ademais, os tecidos epiteliais apresentam grande capacidade de especialização celular, o que garante uma diversidade de funções. Entre as principais, podemos citar: proteção, absorção, secreção, percepção de sensações e permeabilidade seletiva.

## 3.2 Especializações do tecido epitelial: microvilosidades, estereocílios, placas de membrana, interdigitações, invaginações, cílios e flagelos

Segundo Kierszenbaum e Tres (2016) e Ross e Pawlina (2012), os tecidos epiteliais têm sua estrutura geométrica organizada em três domínios: apical, lateral e basal. O domínio apical é o superior, que fica em contato com a superfície livre, seja ela o meio externo, seja o lúmen do órgão revestido. Já o domínio lateral encontra-se unido às células vizinhas por meio das junções intercelulares, ao passo que o domínio basal é aquele associado à lâmina basal.

Como já mencionado, o domínio lateral apresenta complexos responsáveis pelas junções intercelulares de oclusão (zônulas de oclusão), de adesão (zônulas de adesão e desmossomos) e comunicantes (junções gap), e o domínio basal, por sua vez, apresenta os hemidesmossomos.

Por outro lado, a parte apical do tecido epitelial costuma apresentar diferenciações celulares de acordo com o órgão que esse tecido epitelial reveste e também segundo sua função. As células epiteliais da superfície podem apresentar estruturas como cílios, microvilosidades, estereocílios e outros.

Vamos conhecer um pouco mais sobre essas estruturas diferenciadas e suas funções?

### 3.2.1 Microvilosidades

As microvilosidades, ou microvilos, são projeções celulares citoplasmáticas que geralmente apresentam forma de dedo (digitiformes), mas também podem ser curtas, irregulares ou bolhosas, dependendo do órgão em que se encontram. Essas estruturas são consideradas especializações do domínio apical das células epiteliais e são responsáveis por aumentar a superfície de absorção celular e, consequentemente, do tecido em que ocorrem.

Em órgãos como o intestino (Figura 3.2) e nos túbulos renais, cuja função principal é a absorção, elas são bastante numerosas, uniformes e estão dispostas de maneira regular, lado a lado, aumentando significativamente a área superficial e a capacidade de absorção de nutrientes e líquidos. Essas vilosidades apresentam filamentos de actina, os quais estabelecem ligações cruzadas em seu interior, o que confere certa rigidez às estruturas.

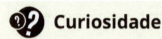 **Curiosidade**

O aspecto dessas centenas de microvilosidades assemelha-se às cerdas de uma escova e, por isso, em conjunto com os resíduos de carboidratos ligados às proteínas da membrana celular – o glicocálix – constituem a chamada *borda em escova* (Figura 3.3).

**Figura 3.2** – Representação esquemática das vilosidades do intestino delgado compostas por tecido epitelial de revestimento e das microvilosidades dos enterócitos (células epiteliais especializadas deste órgão)

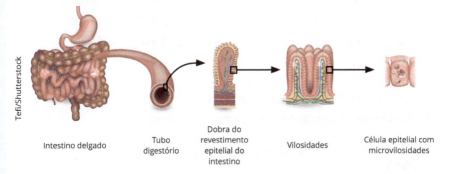

Intestino delgado — Tubo digestório — Dobra do revestimento epitelial do intestino — Vilosidades — Célula epitelial com microvilosidades

**Figura 3.3** – Estrutura de "borda em escova" formada pelas microvilosidades intestinais observadas em microscópio eletrônico de transmissão – Ao canto inferior direito, microvilosidades intestinais observadas em microscópio óptico

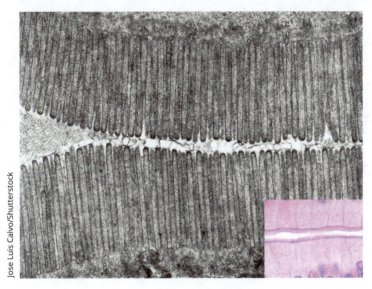

## 3.2.2 Estereocílios

Os estereocílios (Figura 3.4) são microvilosidades imóveis e longas, encontradas apenas no revestimento de estruturas genitais masculinas – epidídimos e canais deferentes – e nas células sensoriais da orelha interna (ouvido), onde atuam no aumento da área da superfície de absorção e na geração de sinais, respectivamente.

Figura 3.4 – Estereocílios da porção apical de células epiteliais (epitélio pseudoestratificado colunar do epidídimo)

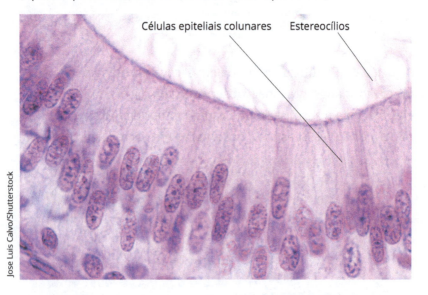

## 3.2.3 Cílios

Os cílios são estruturas longas ou curtas que crescem sobre um corpo basal e estão presentes na superfície celular, exercendo motilidade ou não. São revestidos por membrana plasmática e têm uma estrutura interna com microtúbulos arranjados de maneira padrão, formando o axonema. Nesse eixo central, dois microtúbulos são cercados por nove pares de microtúbulos.

Os cílios (Figura 3.5) são classificados com base em suas características funcionais, podendo ser móveis, primários ou nodais. Os cílios móveis são encontrados no domínio apical das células epiteliais, nas quais realizam oscilações rítmicas capazes de promover a propulsão de muco ou outras substâncias em estruturas, como a tuba uterina, o sistema respiratório e a traqueia.

**Figura 3.5** – Cílios na porção apical do epitélio pseudoestraficado respiratório (esquerda) e células epiteliais isoladas de brônquios pulmonares (direita)

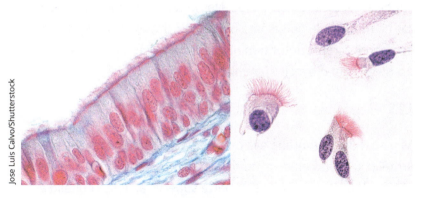

Por sua vez, os **monocílios**, ou cílios primários, estão presentes em diversos tipos celulares, são imóveis e atuam como sensores químicos, mecânicos e osmóticos, fornecendo informações sobre o meio exterior e atuando durante a morfogênese embrionária. Em especial, um monocílio da orelha interna é essencial para a manutenção do equilíbrio corporal e para a audição (Kierszenbaum; Tres, 2016; Ross; Pawlina, 2012).

Existem ainda os **cílios nodais**, encontrados em torno do nó primitivo do disco embrionário em seu estádio bilaminar e que, assim como os primários, não apresentam os dois microtúbulos centrais do axonema. Esses cílios realizam movimentos rotacionais e são importantes para o desenvolvimento do padrão corporal assimétrico do embrião e a formação de seus órgãos internos (Ross; Pawlina, 2012).

### 3.2.4 Flagelos

Os flagelos apresentam estrutura similar à dos cílios móveis, porém, são mais longos e únicos em cada célula. Nos mamíferos, um tipo celular dotado de um comprido flagelo é extremamente importante: o espermatozoide. Nesse caso, o flagelo pode auxiliar na motilidade do gameta masculino, impulsionando-o dentro do aparelho reprodutor feminino e contribuindo para o encontro deste com o ovócito feminino.

### 3.2.5 Placas de membrana

As placas de membrana são estruturas presentes apenas no urotélio, o tecido epitelial de revestimento das vias urinárias e da bexiga. Elas ficam situadas na parte superficial desse epitélio e são formadas por agregados proteicos capazes de manter contato com a urina sem sofrer danos (Kierszenbaum; Tres, 2016).

### 3.2.6 Interdigitações

As interdigitações (Figura 3.6) são alterações morfológicas na superfície basal ou lateral das células. Tais especializações consistem em dobras na membrana celular de uma célula, encaixando-se em dobras na membrana da célula vizinha – contribuindo, assim, para maior adesão entre as células epiteliais adjacentes. Esse tipo de modificação pode ser observado nos tecidos do epitélio da córnea (olho), por exemplo (Gartner; Hiatt, 2007; Junqueira; Carneiro, 2013).

**Figura 3.6** – Representação esquemática das especializações de membrana e junções intercelulares das células epiteliais

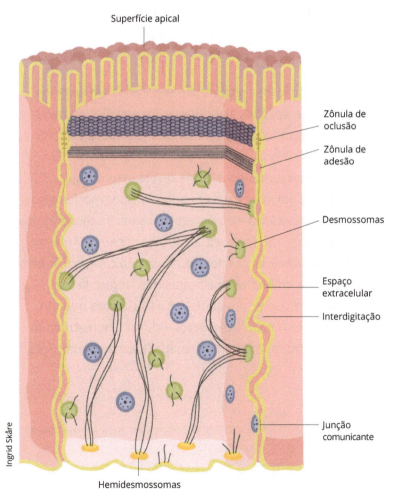

Fonte: Junqueira; Carneiro, 2013, p. 68.

## 3.2.7 Invaginações

As invaginações são especialização da membrana plasmática celular que ajudam a ancorar a célula na lâmina basal, aumentando também a área da superfície celular. São bastante recorrentes em células de tecidos epiteliais que realizam transporte ativo de íons. Ross e Pawlina (2012) apontam essas modificações como pregueamentos da superfície basal celular.

## 3.3 Epitélio de revestimento

Quanto à sua função, os epitélios são separados em epitélios de revestimento e epitélios glandulares. Os epitélios de revestimento são encontrados tanto em cavidades corporais quanto na parte externa do corpo.

A subdivisão do tecido epitelial de revestimento (Figura 3.7) é feita, principalmente, com base em dois aspectos morfológicos: o formato de suas células e o número de camadas celulares que o compõem. Quanto ao formato, as células podem ser pavimentosas (achatadas/mais largas do que altas), cúbicas (com dimensões similares) ou colunares (mais altas que largas). Já com relação às suas camadas, um epitélio é dito **simples** quando for constituído por uma única camada celular, e **estratificado** quando apresentar mais de uma camada (Kierszenbaum; Tres, 2016; Ross; Pawlina, 2012).

**Figura 3.7** – Diferentes tipos de epitélio

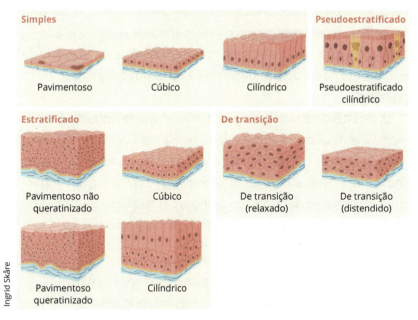

Fonte: Gartner; Hiatt, 2007, p. 89.

Nos epitélios estratificados, a camada celular que se encontra mais próxima da membrana basal (membrana que separa tecido epitelial e conjuntivo, apresentando componentes de ambos os tecidos) é composta por células basais, capazes de realizar mais mitoses e repor constantemente as células das camadas superiores.

Os tecidos epiteliais estratificados pavimentosos apresentam diversas camadas de células. As células basais são cilíndricas e, conforme se aproximam da superfície, as células tornam-se cada vez mais achatadas. Além disso, esses tecidos apresentam mais uma particularidade: eles podem ser classificados de acordo com a presença ou não de queratina em suas células (Figura 3.8).

No tecido epitelial estratificado pavimentoso **não queratinizado**, as células superiores apresentam apenas uma pequena camada de filamentos de queratina, permanecendo vivas e nucleadas. Esse tipo de epitélio reveste superfície úmidas, sendo encontrado nas mucosas da vagina e da cavidade oral, por exemplo.

Já o epitélio estratificado pavimentoso **queratinizado** é o tipo tecidual específico da epiderme de nossa pele. A existência de uma camada de células mortas e anucleadas, repletas de queratina em seu citoplasma – chamada *camada córnea* – é um importante mecanismo de proteção do nosso corpo contra entrada de microrganismos, atritos e perda de água para o ambiente.

**Figura 3.8** – Epitélio queratinizado de dedo humano evidenciando a camada córnea (esquerda) e epitélio não queratinizado da vagina humana, apresentando células vacuoladas acima da camada basal em razão do acúmulo de glicogênio (direita)

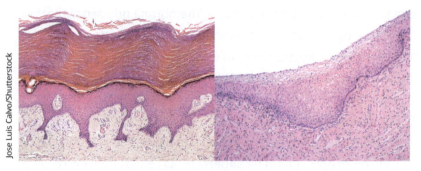

Há, ainda, duas categoriais especiais de tecido epitelial: o epitélio de transição e o epitélio pseudoestratificado (Figura 3.9).

**Figura 3.9** – Representação esquemática do tecido epitelial pseudoestratificado traqueal e sua falsa estratificação (esquerda) e do urotélio da bexiga urinária vazia e cheia

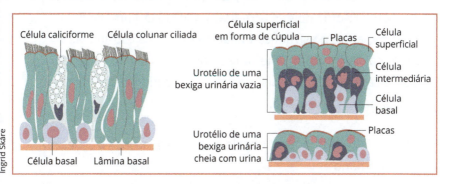

Fonte: Kierszenbaum; Tres, 2016, p. 5.

No caso dos epitélios pseudoestratificados, que, como o nome sugere, são epitélios que apresentam uma falsa estratificação, além das células basais, outros formatos celulares entram em contato com a membrana basal. Essa mistura de células dá a falsa impressão da existência de diversas camadas sobrepostas compondo esse tecido. Nesse tipo de epitélio, é comum encontrar células caliciformes, uma glândula unicelular secretora de muco.

O tecido epitelial de transição é um epitélio de revestimento especial, presente no trato urinário e na bexiga, capaz de se distender de acordo com a quantidade de urina produzida e armazenada. Esse epitélio é composto por diversos formatos celulares, sendo as células em forma de cúpula – capazes de se achatar sob pressão – as mais características.

**Preste atenção!**

Segundo Gartner e Hiatt (2007), o tecido epitelial de transição recebeu tal nome pois se acreditava que ele era um tecido de transição entre o estratificado pavimentoso e o estratificado cilíndrico. No entanto, hoje sabe-se que é um tecido especializado e característico do sistema excretor, sendo chamado preferencialmente de *urotélio*.

**Figura 3.10** – Diferentes tipos de epitélio e suas localizações no corpo humano

| | Classificação | Algumas localizações típicas | Função principal |
|---|---|---|---|
| | Simples pavimentoso | Sistema vascular (endotélio) Cavidades corporais (mesotélio) Cápsula de Bowman (rim) Espaços respiratórios no pulmão | Troca, barreira no sistema nervoso central Troca e lubrificação Barreira Troca |
| | Simples cúbico | Pequenos ductos das glândulas exócrinas Superfície do ovário (epitélio germinativo) Túbulos renais Folículos tireoidianos | Absorção, conduto Barreira Absorção e secreção |
| | Simples colunar | Intestino delgado e cólon Revestimento do estômago e glândulas gástricas Vesícula biliar | Absorção e secreção Secreção Absorção |
| | Pseudo-estratificado | Traqueia e árvore brônquica Canal deferente Dúctulos eferentes do epidídimo | Secreção, conduto Absorção, conduto |

*(continua)*

*(Quadro 3.10 – conclusão)*

| Classificação | Algumas localizações típicas | Função principal |
|---|---|---|
| Estratificado pavimentoso | Epiderme<br>Cavidade oral e esôfago<br>Vagina | Barreira, proteção |
| Estratificado cúbico | Ductos das glândulas sudoríparas<br>Grandes ductos das glândulas exócrinas<br>Junção anorretal | Barreira, conduto |
| Estratificado colunar | Ductos das glândulas exócrinas<br>Junção anorretal | Barreira, conduto |
| De transição (urotélio) | Cálices renais<br>Ureteres<br>Bexiga<br>Uretra | Barreira, propriedade distensível |

Fonte: Ross; Pawlina, 2012, p. 114.

## 3.4 Epitélio glandular

Os epitélios glandulares são compostos por células especializadas capazes de produzir, de maneira intracelular, produtos que serão secretados na corrente sanguínea ou na superfície de alguma estrutura do nosso corpo. Esses produtos podem ser hormônios, leite, substâncias oleosas, suor e outros.

As glândulas epiteliais são subdivididas – de acordo com seu método de secreção e estrutura – em endócrina e exócrina, mas, para compreender essa classificação, é interessante primeiro saber como uma glândula se forma.

Durante a formação da maioria das glândulas (Figura 3.11), células epiteliais se multiplicam e penetram no tecido conjuntivo, por meio de movimentos de invaginação de uma membrana epitelial. Durante o processo, a glândula pode ter suas regiões diferenciadas em ducto e unidade secretora (exócrina) ou a haste de células epiteliais invaginadas pode degenerar-se e a porção secretora permanecer, sendo então envolvida por capilares sanguíneos (endócrina).

**Figura 3.11** – Processo de formação de glândulas endócrinas e exócrinas

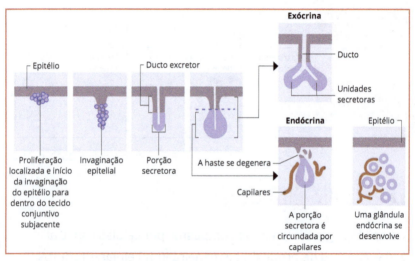

Portanto, a manutenção do ducto na estrutura glandular é um importante evento que define o método de secreção glandular (Figura 3.12). Por contarem com um ducto, as **glândulas exócrinas** são capazes de canalizar sua secreção até a superfície livre do epitélio – seja dentro de uma cavidade corporal, seja na epiderme. Já as **glândulas endócrinas**, que não apresentam ductos, acabam secretando seus produtos ao redor de vasos sanguíneos, contando que esses produtos serão internalizados através da parede delgada desses capilares e, então, conduzidos à corrente sanguínea.

**Figura 3.12** – Método de secreção de glândulas exócrinas (esquerda) e endócrinas (direita)

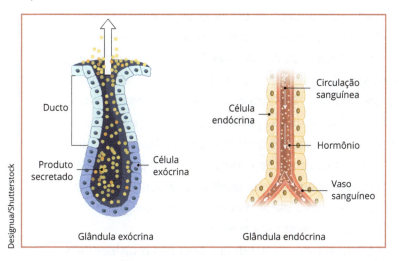

Além disso, as glândulas também podem ser classificadas de acordo com a quantidade de células: unicelulares e multicelulares. A classificação também varia de acordo com o componente químico de sua secreção – que podem ser proteínas, carboidratos, lipídios, componentes combinados e até produtos prontos oriundos da corrente sanguínea.

Segundo Junqueira e Carneiro (2004), a atividade glandular pode ser controlada tanto pelo sistema nervoso quanto pelo sistema endócrino. Como ambos os processos ocorrem por meio de mensageiros químicos, pode haver predomínio de certos receptores nas diferentes glândulas do corpo humano. As glândulas do pâncreas, por exemplo, geralmente são controladas por ação endócrina, e as salivares ficam principalmente sob controle nervoso.

## 3.4.1 Glândulas exócrinas

As glândulas exócrinas, como já mencionamos, são aquelas que secretam seus produtos diretamente no local de interesse através de um ducto. No entanto, existem glândulas exócrinas **unicelulares**, que são exceção a essa definição, pois – sendo formadas por uma única célula – obviamente não têm um ducto. Essas glândulas encontram-se dispersas em estruturas corpóreas, como as células caliciformes do intestino delgado, por exemplo, e têm seu controle realizado pelo sistema nervoso parassimpático. Nesse caso, ao ser estimulada, a célula libera grânulos contendo sua secreção por meio de exocitose – exocitose é um mecanismo biológico das células eucariontes, através do qual substâncias são expulsas do citoplasma celular. Esse processo envolve gasto energético e depende tanto da formação de vesículas a partir do Complexo de Golgi quanto da fusão destas com a membrana celular.

Por outro lado, as glândulas exócrinas **multicelulares** não só mantêm seu ducto como também podem ser classificadas pelo tipo de ducto que apresentam. Assim, são ditas *glândulas exócrinas* **simples** (Figura 3.13) aquelas que têm ductos que, independentemente de seu formato, sofreram pequena ou nenhuma ramificação. Já as glândulas que apresentam uma rede de túbulos ramificados são chamadas de *glândulas exócrinas* **compostas** (Figura 3.14).

Segundo Cormack (2003), as glândulas multicelulares maiores costumam ser envolvidas por tecido conjuntivo, que forma a cápsula que envolve o órgão, bem como seus septos e seu estroma.

**Figura 3.13** – Glândulas exócrinas simples de diferentes formatos: tubular simples, tubular simples ramificada, tubular simples enovelada, simples alveolar ou acinosa, alveolar simples ramificada

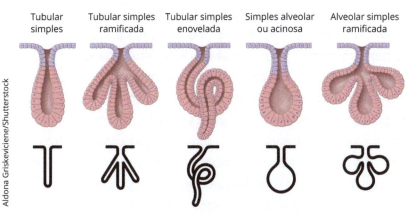

**Figura 3.14** – Diferentes glândulas exócrinas compostas: composta tubular, composta alveolar, composta túbulo-alveolar

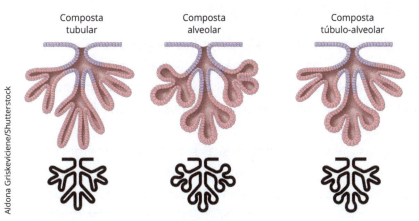

Ainda de acordo com o tipo de secreção, essas glândulas podem ser classificadas como serosas, mucosas ou mistas. As glândulas **serosas** apresentam células ricas em retículo

endoplasmático rugoso e produzem secreções aquosas com proteínas, mais especificamente enzimas. Já as glândulas **mucosas** secretam substâncias viscosas glicoproteicas, conhecidas como *muco*. Por sua vez, as glândulas **mistas** secretam os dois tipos de produtos simultaneamente.

Outro critério de classificação das glândulas exócrinas diz respeito ao modo como a célula secretora produz a secreção. A maioria é classificada como glândula **merócrina** e libera sua secreção pelo processo de exocitose, citado anteriormente. Já as glândulas **holócrinas** acumulam sua secreção em seu interior, morrem e se desintegram, compondo parte do produto – como é o caso das glândulas sebáceas que formam o sebo. Um terceiro tipo são as glândulas **apócrinas**, que perdem partes apicais celulares durante a secreção do produto. Esse tipo de glândula é o mais raro e pode ser representado pelas glândulas mamárias ao secretar lipídios no leite materno.

### 3.4.2 Glândulas endócrinas

As glândulas endócrinas são estruturas de grande importância nesse sistema, pois, através da secreção de hormônios, são responsáveis por reger o funcionamento do corpo humano de modo geral, controlando inclusive nosso metabolismo e a homeostase.

Essas glândulas produzem suas secreções e as liberam nos vasos sanguíneos ou linfáticos, a partir de onde serão transportadas até os órgãos-alvo. As glândulas endócrinas podem armazenar seus produtos e, por vezes, contêm células capazes de produzir mais de um tipo de hormônio.

As glândulas endócrinas apresentam estruturas mais simples que as glândulas exócrinas, podendo ser classificadas em dois tipos: cordonal ou folicular (Figura 3.15). As do tipo **cordonal** são as mais comuns e formam cordões em torno dos capilares, armazenando o hormônio produzido intracelularmente e liberando-o ao entrar em contato com moléculas sinalizadoras ou impulsos nervosos. De outra forma, as glândulas endócrinas **foliculares** envolvem uma estrutura que recebe e armazena o hormônio até o recebimento de um sinal. Então, as células foliculares reabsorvem o hormônio e o liberam em torno dos capilares sanguíneos.

**Figura 3.15** – Processo de secreção hormonal das glândulas endócrinas cordonal (esquerda) e folicular (direita)

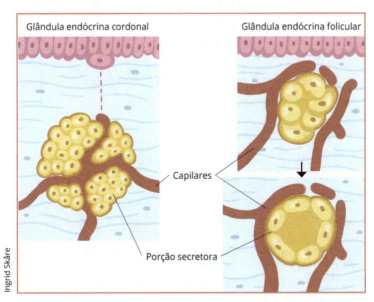

Fonte: Junqueira; Carneiro, 2004, p. 81.

### 3.4.3 Glândulas mistas

As glândulas mistas são aquelas cujo parênquima – porção epitelial – apresentam unidades secretoras tanto exócrinas quanto endócrinas. Entre elas, podemos citar o pâncreas, o ovário e o testículo. O pâncreas, por exemplo, atua como glândula endócrina ao secretar glucagon e insulina na corrente sanguínea.
Ao produzir e liberar o suco pancreático no intestino – uma cavidade corporal, o órgão exerce sua função exócrina.

### 3.4.4 Glândulas parácrinas

Segundo as definições de Ross e Pawlina (2012), vale também destacar as glândulas parácrinas (Figura 3.16). Elas produzem secreções e as liberam no espaço extracelular, assim – mesmo sem atingir a corrente sanguínea – são capazes de alcançar suas células-alvo, uma vez que fazem parte do mesmo tecido que estas.

Figura 3.16 – Esquema comparativo dos diferentes métodos de secreção das glândulas epiteliais

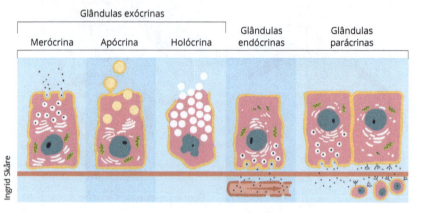

Fonte: Ross; Pawlina, 2012, p. 153.

## 3.5 Sugestão prática: observação de lâminas permanentes dos epitélios de revestimento e glandular

Embora existam diversos tipos de microscópios utilizados na pesquisa científica, o microscópio óptico é o mais utilizado durante aulas práticas em laboratórios educacionais. Esse instrumento óptico é capaz de aumentar uma imagem a partir da passagem de luz por um grupo de lentes compostas. Conhecer sua estrutura (Figura 3.17) é essencial para seu uso. Vamos lá?

A fonte de luz é uma lâmpada elétrica situada na base do microscópio. Ela tem sua luminosidade condensada em um feixe capaz de atravessar as lâminas com o material observado – nesse caso, os tecidos animais – e entrar pelas lentes objetivas.

**Figura 3.17** – Microscópio óptico binocular e suas estruturas

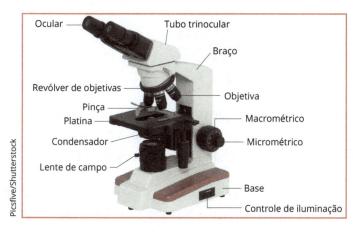

As objetivas, normalmente três ou quatro, estão localizadas em uma estrutura giratória denominada *revólver* e comumente têm lentes que permitem aumentos de 4x, 10x, 40x e 100x.

O maior aumento (100x) só é obtido a partir da imersão da objetiva em óleo específico para esse fim.

Para que possa ser observado, o material biológico deve estar entre uma lâmina e uma lamínula de vidro, normalmente corado e preparado para uso temporário ou permanente (abordaremos esse assunto na Seção 4.5).

Não se assuste, mas a imagem obtida estará invertida, tanto horizontal quanto verticalmente (Figura 3.18). No entanto, isso não atrapalhará em nada a observação do material, uma vez que os tecidos humanos são estruturas tridimensionais e você estará observando apenas um corte, uma fatia dele. Portanto, não há um lado certo para observar.

**Figura 3.18** – Representação esquemática da diferença entre a forma como o material foi preparado na lâmina (esquerda) e a imagem obtida (direita)

Para evitar acidentes que promovam a perda do material, além de garantir uma melhor visualização, algumas etapas devem ser seguidas ao se utilizar um microscópio de luz:

- Transportar o microscópio segurando-o com uma mão pela estrutura chamada *braço* e apoiando sua base com outra mão.
- Apoiá-lo sobre uma bancada estável com ponto de tomada próximo.
- Escolher a lâmina que será observada.

- Abaixar totalmente a mesa (platina) do microscópio.
- Posicionar a lâmina histológica sobre a platina e prendê-la com as presilhas/pinças laterais.
- Aproximar seus olhos das lentes oculares e observar a lâmina enquanto realiza os ajustes de foco.
- Ajustar a macrofocalização: girar lentamente os parafusos macrométricos (se houver dois, girá-los simultaneamente) até obter uma visualização próxima do esperado.
- Ajustar a microfocalização: girar os parafusos micrométricos, lentamente e utilizando as duas mãos, até obter uma imagem nítida e focada em sua estrutura de interesse.
- Girando o *charriot*, você poderá mover a lente lateralmente para observar outras áreas dessa lâmina em um mesmo aumento.
- Após terminar de observar nesse aumento, você poderá trocar a objetiva, passando para um aumento maior e ajustando o foco, mexendo apenas no parafuso micrométrico. Obs.: nesta etapa, é importante que você não mexa nem na platina nem na lâmina, girando apenas o revólver até selecionar a objetiva de seu interesse. Além disso, você não deverá utilizar a objetiva de imersão sem supervisão de um profissional da área.
- Quando acabar de usar o microscópio, encaixe a objetiva de menor aumento e guarde-o em local seco e protegido novamente.

Agora que você já sabe utilizar o microscópio óptico e compreende sua estrutura, vamos para a parte prática?

Ao observar o tecido epitelial de revestimento ou glandular, utilize o *checklist* a seguir para acompanhar seu processo de aprendizagem e verificar se consegue observar as estruturas mais relevantes de cada lâmina.

- Consegui focar a lâmina corretamente?
- Comecei no menor aumento e fui aumentando, dentro do possível, para observar as estruturas com mais detalhes?
- O tecido pode ser classificado de acordo com o formato de suas células e conforme a quantidade de camadas?
- Reconheço a membrana plasmática e o núcleo de cada célula?
- Observo alguma especialização de membrana? Qual é sua função?
- Alguma estrutura chamou minha atenção mais do que as outras? Por quê?
- Esse tecido é queratinizado ou não?
- Consigo observar a membrana basal?
- Consigo observar a matriz extracelular?
- Consigo identificar qual é o tipo de tecido?
- Quais as estruturas que observo me ajudam a identificá-lo?
- Sei dizer qual é a função desse tecido?
- Identifico em qual parte do corpo esse tecido se encontra?
- Essa é uma glândula? Como posso descrever sua estrutura e sua secreção?
- Esse tecido está de acordo com o que se espera para um organismo saudável ou apresenta alguma alteração característica de doença?
- Consigo representar a estrutura por meio de desenho?
- Quais são os aspectos mais relevantes desse tecido que podem ser observados nessa lâmina?

- Quais características específicas desse tipo de tecido não são observadas nesse corte? Por qual motivo?
- Conseguiria identificar essa lâmina se a observasse novamente no futuro?
- Preciso repetir alguma observação ou fazer alguma pergunta ao professor?

Se não conseguiu compreender a lâmina ou observá-la corretamente, pode ser necessário solicitar ajuda ou recapitular algo na parte teórica do livro. Não deixe passar a oportunidade de aprender! Lembre-se: uma dúvida não esclarecida pode gerar ainda mais dúvidas depois.

## Síntese

O tecido epitelial é um tecido vascularizado, inervado e com pouca matriz. Ele é caracterizado por suas células epiteliais justapostas – unidas por junções do tipo comunicante, de adesão e de oclusão entre si e fixadas à membrana basal através de hemidesmossosomos. Suas células extremamente fixas e aderidas conferem a esse tecido vedação tecidual e maior estabilidade, permitindo-o revestir áreas que sofrem desgaste mecânico ou precisam de proteção.

Tal tecido subdivide-se em tecido epitelial glandular, responsável pela secreção de hormônios e outras substâncias, e tecido epitelial de revestimento, revestindo o corpo tanto externa (epiderme) quanto internamente e atuando na percepção de estímulos, proteção e absorção de substâncias.

O tecido epitelial de revestimento é classificado de acordo com suas camadas como: simples, estratificado, pseudoestratificado ou de transição. Quanto ao formato de suas células, pode ser pavimentoso, cúbico ou cilíndrico.

As células epiteliais podem apresentar diferentes tipos de especializações de membrana (microvilosidades, estereocílios, cílios, flagelos, placas de membrana), de acordo com sua função e com o local em que se encontram.

As glândulas, por outro lado, podem ser classificadas de acordo com o tipo de secreção produzida (serosa, mucosa, mista), quanto à sua estrutura (simples ou composta) e quanto à forma de secreção (endócrina, exócrina, mista e parácrina).

## Conhecimento aplicado

1. Qual alternativa apresenta apenas funções desempenhadas pelo tecido epitelial?

    A Proteção, reserva energética, absorção e contração muscular.
    B Sustentação, condução de impulsos elétricos, hematopoese e secreção.
    C Proteção, sustentação, hematopoese e percepção sensorial.
    D Reserva energética, condução de impulsos elétricos, contração e absorção.
    E Proteção, absorção, percepção sensorial e secreção.

2. A imagem a seguir apresenta a pele e suas camadas: a epiderme, a derme e a hipoderme. Cada uma dessas camadas é composta por um tipo de tecido. Ao passo que a derme consiste em tecido conjuntivo e a hipoderme em tecido adiposo, a epiderme é composta por qual tecido epitelial?

**Figura 3.19** – A pele humana e suas camadas

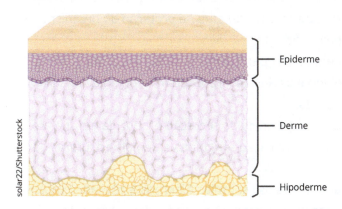

A Simples de transição.
B Estratificado pavimentoso não queratinizado.
C Simples cuboide.
D Estratificado pavimentoso queratinizado.
E Pseudoestratificado cuboide.

3. O tecido epitelial de revestimento apresenta uma variedade de estruturas que as mantém fixas na membrana basal e unidas; são as junções de oclusão, de adesão e comunicantes. Essas estruturas são importantes, pois:

   **A** permitem a troca de íons entre as células, tão necessárias para a contração realizada por esse tecido.
   **B** garantem maior estabilidade e vedação tecidual, assegurando que esse tecido atue na proteção do organismo de maneira eficiente.
   **C** aumentam a superfície desse tecido em locais como o intestino e os rins, favorecendo a absorção de água e nutrientes.
   **D** possibilitam o envio da secreção produzida em suas células para a circulação sanguínea e demais estruturas do corpo.
   **E** garantem que os estímulos externos e internos, como a luminosidade, a pressão e a dor, sejam percebidos.

4. Normalmente, o tecido epitelial costuma situar-se muito próximo de um tecido conjuntivo em nosso organismo. Essa associação é importante, afinal, o tecido epitelial:

   **A** é avascular e depende do tecido conjuntivo para receber nutrientes e eliminar produtos metabólicos.
   **B** produz e armazena em suas glândulas os nutrientes necessários para o metabolismo das células do tecido conjuntivo.
   **C** capta oxigênio para o tecido conjuntivo diretamente do ambiente, possibilitando a sobrevivência das fibras conjuntivas.

**D** é inervado, dependendo do tecido conjuntivo para receber os sinais do sistema nervoso e captar estímulos do ambiente.

**E** apresenta poucas células, bastante espaçadas por matriz extracelular, e precisa de um tecido que lhe dê maior estabilidade para se fixar.

5. O fígado é considerado a maior glândula do corpo humano. Localizado ao lado direito do abdome, é dividido em dois lobos e apresenta coloração vermelho-escura em razão do sangue que ali percorre. Além de atuar na desintoxição do corpo e no armazenamento de energia sob a forma de glicogênio, ele produz a bile (que atuará na digestão de gordura dentro do intestino) e converte hormônios e vitaminas em formas mais ativas, que serão lançadas na corrente sanguínea.

De acordo com o texto, ao produzir a bile e converter hormônios e vitaminas em formas mais ativas, o fígado está atuando, respectivamente, de forma:

**A** endócrina e exócrina.
**B** parácrina e endócrina.
**C** exócrina e endócrina.
**D** exócrina e parácrina.
**E** endócrina e parácrina.

# Desenvolvendo a cognição

## Reflexão

**Figura 3.20** – Anatomia mamária feminina

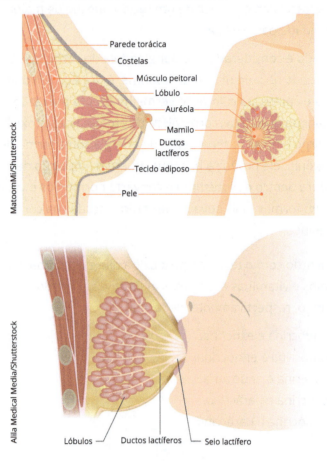

1. Observando as imagens e pensando no que aprendeu ao longo desse capítulo, você consegue entender o que acontece para que a mulher passe a produzir e secretar leite? Como a glândula mamária pode ser classificada de acordo

com sua estrutura, seu tipo e sua forma de secreção? Elabore um pequeno texto explicando o processo envolvido e discuta com seu grupo de estudos sobre a importância da amamentação.

2. Uma grande variedade de desodorantes e antitranspirantes encontra-se disponível no mercado. Algumas pessoas compram esse produto de higiene sem nem sequer saber se o que estão comprando é um desodorante ou um antitranspirante ou se ele exerce ambas as funções. Você saberia diferenciá-los? Sabe como eles atuam no organismo? É verdade que eles podem provocar algum tipo de doença? Faz sentido utilizá-lo antes ou depois da prática de exercícios físicos, por exemplo? Pesquise sobre o tema e as glândulas sudoríparas e, depois, estabeleça relações que respondam aos questionamentos propostos.

## Laboratório

1. Faça uma pesquisa sobre a doença celíaca e as estruturas do organismo com as quais essa doença está relacionada: as microvilosidades. Procure saber se algum de seus amigos ou familiares apresenta tal problema e quais são as dificuldades que a pessoa enfrenta. Se um indivíduo que não é celíaco adotar uma dieta restritiva como se fosse, pode causar algum mal ao próprio organismo? Reflita sobre essas questões e, por fim, faça anotações que expliquem a função das microvilosidades no corpo, assim como a causa da doença celíaca. Procure informar-se a respeito de quais outras doenças também estão relacionadas ao epitélio de revestimento. Ao final, você poderá apresentar os dados de sua pesquisa para pessoas de seu convívio e alertá-los sobre o assunto.

## Acompanhe sua aprendizagem

O capítulo chegou ao fim. Confira a quais dos itens a seguir você atende e descubra se precisa retomar algum assunto.

- [ ] Cita as principais características do tecido epitelial?
- [ ] Identifica as características e as funções dos epitélios de revestimento?
- [ ] Identifica as especializações do tecido epitelial e respectivas funções?
- [ ] Identifica as características e as funções dos epitélios glandulares?
- [ ] Compreende a classificação das glândulas quanto ao seu método de secreção e estrutura?
- [ ] Reconhece características anatômicas dos epitélios em lâminas histológicas?

CAPÍTULO 4

# TECIDO CONJUNTIVO,

No corpo dos animais, inclusive no corpo humano, diferentes tipos de tecido conjuntivo realizam as mais diversas funções. Esse tecido é caracterizado por apresentar diferentes células e fibras imersas em uma matriz extracelular característica. De um tecido conjuntivo (TC) para o outro, os tipos e as quantidades de fibras e células variam e, com isso, sua função e sua morfofisiologia também (Ross; Pawlina, 2012).

Os tecidos conjuntivos são considerados tecidos de suporte e sustentação, uma vez que realizam papel mecânico, conectando diferentes tecidos e estruturas corporais e mantendo a forma do corpo (Junqueira; Carneiro, 2004; Kierszenbaum; Tres, 2016). No entanto, cada tecido pode apresentar aspectos e funções específicos, que serão mencionados ao longo deste capítulo.

## 4.1 Características gerais, funções e componentes do tecido conjuntivo

Os diferentes tecidos conjuntivos adultos originam-se do mesênquima embrionário, também conhecido como *tecido conjuntivo primitivo*. Este, por sua vez, é formado por células fusiformes – com numerosos prolongamentos – derivadas da mesoderme e da crista neural.

Ao contrário do tecido epitelial, o tecido conjuntivo contém uma quantidade abundante de matriz extracelular (MEC), sendo ela tão importante para o tecido quanto as células que o compõem.

Em alguns casos, como no tecido conjuntivo propriamente dito, essa matriz é composta por fibras e por uma substância incolor, transparente, gelatinosa e amorfa – a **substância fundamental**.

A substância fundamental, por sua vez, é composta por glicosaminoglicanos, proteoglicanos e glicoproteínas. Os glicosaminoglicanos são cadeias polissacarídicas, formadas pela repetição de dissacarídeos, assumindo forma de bastão e carga negativa; já os proteoglicanos são uma proteína central ligada covalentemente a glicosaminoglicanos; e as glicoproteínas são oligassacarídeos unidos a proteínas (Gartner; Hiatt, 2007). Trata-se de moléculas que, cada uma com sua função, atraem água para a matriz celular, determinam seu aspecto em gel e oferecem resistência à compressão, à invasão de microrganismos e às células em metástase. Além de se ligar a proteínas integrinas e facilitar a fixação de células à matriz extracelular, bem como contribuir em processos como a coagulação, a fagocitose e a cicatrização (Gartner; Hiatt, 2007; Junqueira; Carneiro, 2004).

Como esse tecido é vascularizado, vasos sanguíneos podem ser encontrados em meio à matriz extracelular, inclusive realizando trocas de nutrientes e catabólitos com as células por meio dessa estrutura. Além disso, há também uma pequena quantidade de fluido tissular nos tecidos conjuntivos – um fluido semelhante ao plasma sanguíneo que contém pequenas proteínas, íons e substâncias passíveis de difusão (Junqueira; Carneiro, 2004).

## 4.1.1 Fibras

As fibras garantem duas importantes propriedades dos tecidos conjuntivos: a elasticidade e a resistência a forças externas de tensão. Entre as principais fibras formadas do tecido conjuntivo, podemos citar as elásticas, as colágenas e as reticulares colágenas.

As **fibras colágenas** são mais resistentes e inelásticas, compostas por colágenos – o grupo proteico mais abundante do corpo humano – de três categorias: colágenos formadores de fibrilas, associados às fibrilas e formadores de rede (Gartner; Hiatt, 2007; Junqueira; Carneiro, 2004).

Os **colágenos fibrilares** polimerizam-se de maneira linear e paralela, formando feixes e compondo as fibras de colágeno. O colágeno mais abundante nessa composição é o colágeno do tipo I, que, no tecido vivo, não apresenta coloração. Por isso, as fibras de colágeno também são conhecidas como *fibras brancas*. No entanto, quando coradas por HE (hematoxilina e eosina), elas assumem aparência rosada (Gartner; Hiatt, 2007).

Os **colágenos associados a fibrilas** são mais curtos e atuam na união de fibrilas de colágeno entre si e com componentes da matriz extracelular. Já os colágenos formadores de rede são o principal componente da **lâmina basal** – atuando tanto na aderência celular quanto na filtração de substâncias (Junqueira; Carneiro, 2004).

As **fibras reticulares**, inicialmente descritas como um grupo à parte, atualmente são consideradas um tipo de fibra colágena – já que são compostas predominantemente por colágeno do tipo III. Sendo extremamente finas e incapazes de ser coradas por HE, essas redes extensas de fibra podem ser coradas por sais de prata e assumir coloração preta. As fibras reticulares exercem função estrutural e são abundantes nos órgãos hematopoéticos, em músculos lisos e em estruturas que mudam de volume ou de forma, como o útero e as artérias, por exemplo (Junqueira; Carneiro, 2004).

As **fibras elásticas** podem ser esticadas sem romper, atingindo cerca de 150% de seu tamanho quando submetidas a certa força e, posteriormente, já em repouso, voltam ao seu tamanho original. Essas fibras são longas e finas, compostas principalmente por proteína elastina, circundada por microfibrilas de fibrilina, uma glicoproteína. As fibras elásticas têm sua produção reduzida com o passar dos anos e, por isso, os tecidos – como a pele, por exemplo – perdem a elasticidade com o envelhecimento do organismo (Gartner; Hiatt, 2007; Kierszenbaum; Tres, 2016).

### 4.1.2 Células

Embora as células de diferentes tecidos possam parecer tão distintas e especializadas para determinada função, todas as células de um indivíduo têm algo em comum: o material genético.

 **Importante!**

Mesmo compartilhando a mesma sequência de genes, é possível que cada célula tenha uma morfologia e, até mesmo, comportamentos e funções diferentes em razão da expressão gênica diferenciada em cada tipo celular do organismo.

Por meio de uma analogia simplista, você pode compreender esse processo comparando cada gene a um interruptor – uma tecla que controla uma função celular. Assim, cada tipo celular teria um conjunto de interruptores ligados e outros desligados, sendo capaz de exercer determinadas funções e outras não, apresentando morfologia e fisiologia características daquele conjunto de genes expressos.

No caso dos tecidos conjuntivos, as células encontradas variam bastante de acordo com o tecido em questão. Desse modo, as células dos tecidos conjuntivos especializados são diferentes daquelas do tecido conjuntivo propriamente dito.

Neste nosso estudo, em um primeiro momento, apresentaremos apenas as células residentes do tecido conjuntivo propriamente dito: fibroblastos, mastócitos, macrófagos, pericitos e células adiposas. Ainda assim, é importante saber que células transitórias (plasmócitos, linfócitos, neutrófilos, eosinófilos, basófilos e monócitos) podem ser encontradas em lâminas histológicas por migrarem da corrente sanguínea para o tecido conjuntivo propriamente dito em momentos específicos.

## Fibroblastos

Os fibroblastos (Figura 4.1) são considerados as células mais importantes e também as mais abundantes do tecido conjuntivo propriamente dito. Responsáveis por produzir colágeno, fibras e carboidratos da substância fundamental, essas células podem ser encontradas ativas ou em repouso.

**Figura 4.1** – (A) Representação esquemática da estrutura e dos produtos de um fibroblasto; (B) fibroblastos, em azul, em meio a fibras colágenas compondo o tecido conjuntivo denso e irregular da derme – microscopia óptica; (C) fibroblastos de pulmão humano – microscopia de fluorescência

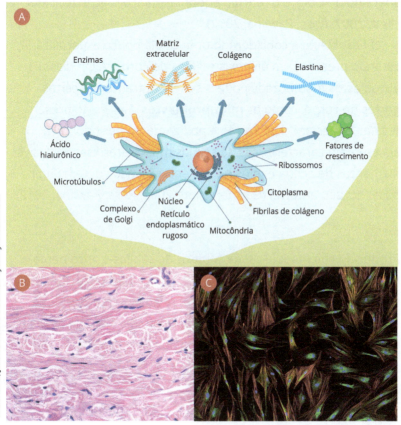

Quando estão produzindo ativamente a matriz extracelular, durante um processo de cicatrização, por exemplo, os fibroblastos são maiores e apresentam um núcleo também maior, com quantidade significativa de eucromatina e um nucléolo bem definido. Além disso, estão bastante evidentes em seu citoplasma o aparelho de Golgi e o retículo endoplasmático rugoso (Gartner; Hiatt, 2007; Ross; Pawlina, 2012).

O fibroblasto é considerado uma célula pouco especializada, estando presente em diversas regiões do corpo. Além disso, fibroblastos modificados podem ser encontrados em certas partes do corpo, como os **miofibroblastos**. Eles estão presentes nas lesões em cicatrização e no ligamento periodontal e apresentam características de células musculares lisas, inclusive filamentos de actina e miosina. No entanto, não contém lâmina basal em seu entorno (Gartner; Hiatt, 2007; Ross; Pawlina, 2012).

## Mastócitos

Produzidos na medula óssea, a partir de células-tronco hematopoéticas, os mastócitos (Figura 4.2) são células residentes do tecido conjuntivo propriamente dito, relativamente grandes e que contêm grânulos de heparina e histamina, além de enzimas e fatores quimiotáticos* para eosinófilos e neutrófilos.

---

\* Fatores quimiotáticos são substâncias capazes de atrair ou afastar células de acordo com um gradiente químico. Neste caso, atraindo os leucócitos para o local da inflamação.

**Figura 4.2** – Mastócito repleto de grânulos de histamina e heparina, em rosa, em seu citoplasma – microscopia óptica (esquerda); mastócito liberando histamina durante uma resposta alérgica – ilustração (direita)

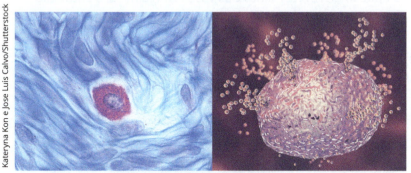

Essas células normalmente acompanham o trajeto feito por pequenos vasos sanguíneos, folículos e glândulas presentes no TC e são facilmente coradas e observadas com o uso de corantes, como o azul de toluidina, por exemplo.

Os mastócitos exercem importante papel no processo inflamatório, uma vez que atraem glóbulos brancos para o local da inflamação e que, por situarem-se próximos aos vasos, favorecem a ação da histamina (aumento da permeabilidade dos vasos sanguíneos e formação de edemas) e da heparina (bloqueio de fatores de coagulação).

Além do que já foi citado, é importante ressaltar que essas células são capazes de sintetizar outras moléculas que atuam na sinalização celular, como o fator ativador de plaquetas, as prostaglandinas e o fator de necrose tumoral.

### Pericitos

Os pericitos são células também conhecidas como *células perivasculares*, uma vez que são comumente situadas em torno do epitélio de revestimento dos vasos sanguíneos, o endotélio, onde atuam dando suporte a esses vasos (Figura 4.3).

**Figura 4.3** – Pericito situado em torno das células endoteliais dos capilares sanguíneos e do cérebro

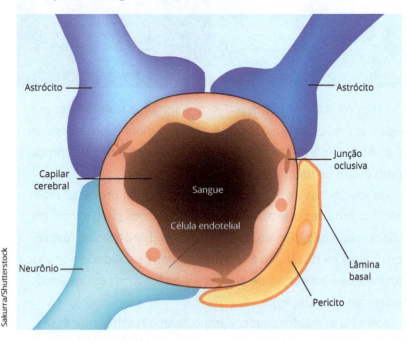

Essas células apresentam formato alongado e têm sua própria lâmina basal, que, por vezes, funde-se com a do endotélio. São células capazes de secretar componentes da membrana basal e da matriz extracelular, além de ser possível sua proliferação e atuação como célula-tronco, originando diferentes tipos celulares. Por apresentarem actina, miosina e tropomiosina em sua estrutura, acredita-se que também exerçam função contrátil.

## Macrófagos

Os macrófagos são células fagocíticas derivadas de monócitos sanguíneos. Desse modo, são células capazes de realizar o processo conhecido como *fagocitose* (Figura 4.4), que envolve englobar substâncias a partir de seus prolongamentos citoplasmáticos superficiais e – já dentro de seu citoplasma – digeri-las. Posteriormente, exocitando os produtos de suas vesículas endocíticas.

**Figura 4.4** – Macrófagos fagocitando bactérias: representação esquemática das etapas da fagocitose e de seu processo externo

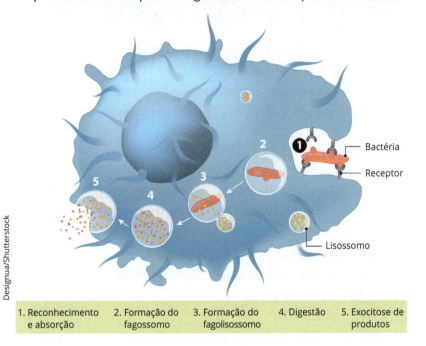

1. Reconhecimento e absorção
2. Formação do fagossomo
3. Formação do fagolisossomo
4. Digestão
5. Exocitose de produtos

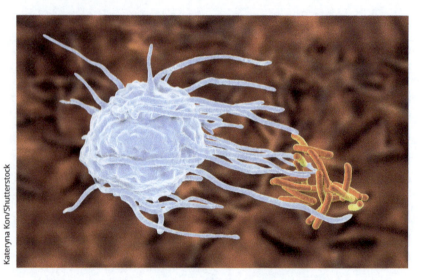

Essas células podem ser identificadas pelas evidências de suas atividades fagocíticas (vesículas, corpos residuais etc.), mas também por seu núcleo em formato de rim, retículos e complexo de Golgi bem evidentes e lisossomos abundantes.

 **Importante!**

Os macrófagos são importantes células da resposta imune, pois, ao englobar células ou antígenos, expõem na superfície moléculas que podem ser reconhecidas pelo linfócito T CD4+, tornando-se ativos e iniciando o processo de defesa do organismo. Por essa atividade, os macrófagos são conhecidos como *células apresentadoras de antígenos*.

Além disso, os macrófagos podem evitar danos maiores ao atacar células cancerígenas, fagocitar antígenos logo após sua entrada no organismo e atuar na limpeza tecidual – fagocitando e removendo resíduos de células mortas.

Quando necessário, para englobar corpos estranhos maiores, os macrófagos podem fundir-se e formar células gigantes, conhecidas como *células de Laghans*. Além dessas células que foram renomeadas, outros macrófagos de partes específicas do corpo recebem nomes especiais, como as células de Kupffer do fígado e as células da poeira do pulmão (Ross; Pawlina, 2012; Gartner; Hiatt, 2007).

### Células adiposas

Também conhecidas como *adipócitos*, as células adiposas são células diferenciadas, capazes de sintetizar, armazenar e liberar triglicerídeos (gorduras). Elas derivam de células mesenquimais indiferenciadas e são classificadas como uniloculares (Figura 4.5) ou multiloculares, de acordo com sua capacidade de armazenar uma única gotícula lipídica ou várias delas.

Figura 4.5 – Representação esquemática de uma célula adiposa do tipo unilocular e suas principais estruturas

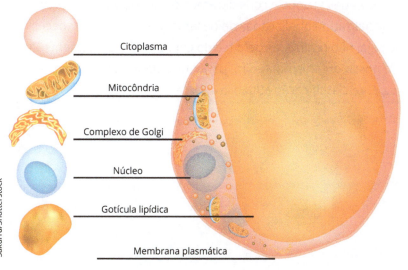

As células adiposas podem ser encontradas em todo o corpo: dentro de vasos sanguíneos, no tecido conjuntivo frouxo, mas, principalmente, reunidas em massas de tecido adiposo, como abordaremos posteriormente.

## 4.2 Tipos de tecido conjuntivo

Como mencionado no início deste capítulo, diferentes combinações de células, fibras e matriz extracelular compõem os vários tipos de tecido conjuntivo. Sua classificação costuma ser feita de acordo com o componente mais abundante, a organização estrutural do tecido em si e as funções que ele exerce.

Os tecidos conjuntivos são divididos em três grandes grupos: os tecidos conjuntivos embrionários, o tecido conjuntivo adulto ou propriamente dito e os tecidos conjuntivos especializados. Cada um desses grupos apresenta suas subdivisões, que podem variar de autor para autor (ver Apêndice 1).

Nesta obra, optamos por abordar os tecidos separados nos três grandes grupos e consideramos como tecido conjuntivo especializado aquele capaz de desempenhar funções especiais, ou seja, não realizadas pelo tecido conjuntivo propriamente dito em nosso organismo. Assim, para fins didáticos, propomos a seguinte classificação (Quadro 4.1):

**Quadro 4.1** – As subdivisões do tecido conjuntivo humano

| | |
|---|---|
| **Tecidos conjuntivos embrionários** | 1. Tecido conjuntivo mesenquimal ou mesênquima<br>2. Tecido conjuntivo mucoso |
| **Tecido conjuntivo propriamente dito** | 1. Tecido conjuntivo frouxo ou areolar<br>2. Tecido conjuntivo denso<br>   2.1. Não modelado ou irregular<br>   2.2. Modelado ou regular<br>      2.2.1. Rico em fibras colágenas<br>      2.2.2. Rico em fibras elásticas (tecido elástico) |
| **Tecido conjuntivo especializado** | 1. Tecido reticular ou linfoide<br>2. Tecido adiposo<br>3. Tecido ósseo<br>4. Tecido cartilaginoso<br>5. Tecido mieloide ou hematopoético<br>6. Tecido sanguíneo |

Independentemente da classificação adotada por seu professor ou por você, o importante é que sejam conhecidas as propriedades específicas que diferenciam cada tipo de tecido conjuntivo. Assim, ficará mais simples compreender quais estruturas eles compõem e quais funções realizam no corpo humano. Vamos lá?

## 4.2.1 Tecidos conjuntivos embrionários

Os tecidos conjuntivos embrionários são dois: o mesênquima e o tecido mucoso. O **tecido conjuntivo mesenquimal** forma parte do corpo embrionário e é composto por células fusiformes com prolongamentos citoplasmáticos. Essas células derivam da mesoderme e da crista neural e originam os diferentes tecidos conjuntivos presentes no organismo adultos.

O **tecido mucoso**, que está presente no cordão umbilical e na polpa dentária, recebe esse nome em razão de sua principal característica: a geleia de Wharton – a substância fundamental de sua matriz extracelular, extremamente hidrofílica, rica em ácido hialurônico e de consistência gelatinosa. Imersas em grande quantidade dessa geleia, podem ser observadas fibras finas de colágeno e células mesenquimais, com aspecto semelhante ao dos fibroblastos, capazes de originar diferentes tipos celulares e, por isso, consideradas células-tronco com potencial terapêutico.

### 4.2.2 Tecido conjuntivo propriamente dito

O nome *tecido conjuntivo propriamente dito* é dado ao tecido conjuntivo presente no organismo adulto que não apresenta nenhum tipo de especialização, exercendo função de preenchimento, suporte, sustentação, meio de troca, proteção e reparo de lesões. Nesse caso, as células já descritas estão presentes em meio às fibras, que podem estar arranjadas de diferentes formas. De acordo com a quantidade e distribuição das fibras, o tecido conjuntivo propriamente dito é subdividido em tecido conjuntivo frouxo, tecido conjuntivo denso, este, por sua vez, em modelado e não modelado, além da categoria tecido elástico.

O **tecido conjuntivo frouxo** (Figura 4.6), também conhecido como *areolar*, é caracterizado pela presença de muitas células e poucas fibras de colágeno – esparsas, finas e entrelaçadas – imersas em quantidade abundante da substância fundamental, que facilita a troca de nutrientes, gases respiratórios e metabólitos através da matriz extracelular.

**Figura 4.6** – Tecido conjuntivo frouxo (ou areolar)

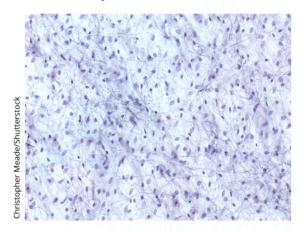

Christopher Meade/Shutterstock

O tecido conjuntivo frouxo situa-se abaixo do tecido epitelial de revestimento, preenche espaços entre tecidos e circunda vasos sanguíneos e glândulas. É bem vascularizado e inervado, de consistência flexível e de baixa resistência à tração. Todas as células residentes e os tipos de fibra característicos do tecido conjuntivo propriamente dito podem ser observadas nesse tecido.

 **Preste atenção!**

É no tecido conjuntivo frouxo que ocorrem as reações inflamatórias e imunes, sendo possível observar também células transitórias e inchaços em áreas de frequente contato com antígenos, como a mucosa respiratória e digestória, por exemplo.

O **tecido conjuntivo denso** é composto por poucas células e grande quantidade de fibras colágenas. De acordo com a disposição dessas fibras, ele pode ser classificado como modelado ou não modelado.

O **tecido conjuntivo denso não modelado** (Figura 4.7) é um tecido cuja trama é composta por feixes de fibras colágenas sem uma orientação definida. Também chamado de *tecido conjuntivo denso irregular*, é o tecido encontrado na região profunda da derme e em órgãos com certa capacidade de distensão. A presença de pouca substância fundamental, algumas fibras elásticas e numerosas fibras de colágeno dispostas em diferentes planos e direções, confere certa resistência a esse tecido, evitando danos aos órgãos durante seu estiramento. Os fibroblastos são as células mais abundantes nesse tecido, mas ainda assim são encontradas em menor quantidade do que as fibras (Ross; Pawlina, 2012; Kierszenbaum; Tres, 2016).

**Figura 4.7** – Fibroblastos (azul) em meio a fibras colágenas (rosa) compondo o tecido conjuntivo denso irregular da derme – microscopia óptica

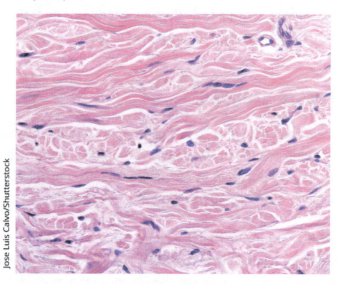

O **tecido conjuntivo denso modelado** (Figura 4.8), apresenta pouca quantidade de matriz extracelular e de células, e – como o próprio nome nos induz a pensar – tem numerosos feixes de fibras organizados paralelamente entre si e com os fibroblastos. A grande quantidade de fibras de colágeno do tipo I determina a coloração branca, que pode ser observada nos tendões (estruturas envolvidas externamente por esse tipo de tecido), mas não confere a esse tecido a capacidade de se estender (Junqueira; Carneiro, 2004).

**Figura 4.8** – Tecido conjuntivo denso modelado e suas numerosas fibras de colágeno (rosa) alinhadas paralelamente entre si e aos fibroblastos (púrpura) – microscopia óptica

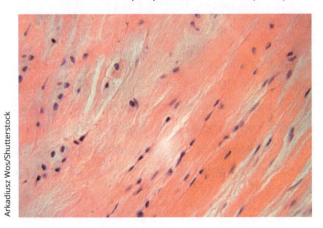

Arkadiusz Wos/Shutterstock

O **tecido elástico** (Figura 4.9), ou tecido conjuntivo denso modelado rico em fibras elásticas, é composto por fibras elásticas organizadas em feixes espessos e paralelos em abundância, que conferem cor amarelada a tal tecido, além de fibras delgadas de colágeno e fibroblastos. Esse tecido forma os ligamentos amarelos das vértebras, o ligamento suspensor do pênis e está presente nas paredes de vasos sanguíneos de maior calibre, como as artérias elásticas (Junqueira; Carneiro, 2004; Gartner; Hiatt, 2007).

**Figura 4.9** – Corte histológico da artéria aorta humana, evidenciando suas fibras elásticas (rosa) e colágenas (azul) (esquerda); fibras elásticas em maior aumento (400x) (direita) – microscopia óptica

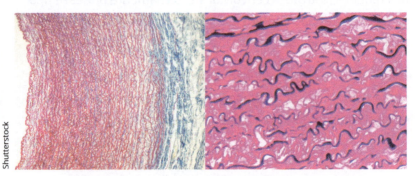

Charles D Hicks e Jose Luis Calvo/ Shutterstock

Diferentemente do que defende a maioria dos autores, Kierszenbaum e Tres (2016) afirmam que esta última categoria representa um tecido conjuntivo propriamente dito denso e que pode apresentar configuração tanto regular (parede da aorta) quanto irregular (ligamentos da coluna vertebral), compondo, assim, uma categoria à parte entre os tecidos conjuntivos adultos.

### 4.2.3 Tecido conjuntivo especializado

Conforme apresentado previamente, neste livro são classificados dentro do grupo de tecido conjuntivo especializado aqueles tecidos conjuntivos presentes no organismo adulto que exerçam funções especializadas, indo além das exercidas pelo tecido conjuntivo propriamente dito, ou seja, de preenchimento, suporte, sustentação, meio de troca, proteção e reparo de lesões.

Embora alguns desses tecidos sejam abordados em uma seção à parte – pela riqueza de detalhes em suas informações – fazem parte desse grupo os tecidos: reticular, adiposo, ósseo, cartilaginoso, mieloide e sanguíneo.

O **tecido reticular** (Figura 4.10) contém células específicas – células reticulares –, um grupo de fibroblastos especializados, capazes de sintetizar colágeno do tipo III, o principal componente das fibras reticulares.

Nesse tecido – também conhecido como *tecido linfoide* – as fibras formam uma malha delicada, entremeada por fluido, células reticulares, macrófagos e uma quantidade abundante de linfócitos.

O tecido reticular é encontrado em importantes portas de entrada de patógenos, como tubo digestório e vias respiratórias e urogenitais, atuando na resposta imune inicial. Além disso, compõe parte da estrutura de órgãos linfoides e hematopoéticos, como medula óssea, baço e linfonodos, representando uma parte fundamental do sistema imune.

Embora muitas vezes o termo *hematopoético* seja utilizado como uma variável para nomear o tecido mieloide (medula óssea vermelha), o tecido linfoide pode ser classificado como um tecido de potencial hematopoético – já que também atua na produção de células sanguíneas, nesse caso, especialmente de linfócitos e plasmócitos.

**Figura 4.10** – Representação esquemática do corte histológico do tecido reticular (corado com prata) evidenciando várias células reticulares em meio às fibras reticulares (setas)

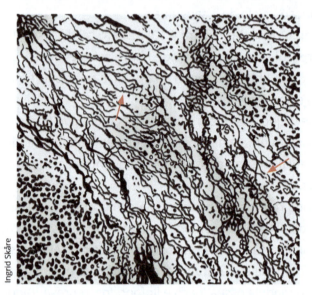

Fonte: Gartner; Hiatt, 2007, p. 130.

O **tecido adiposo** é composto principalmente por adipócitos, células que também podem ser encontradas em outros tipos de tecido conjuntivo, como no tecido conjuntivo frouxo, porém em menor quantidade.

 **Preste atenção!**

O tecido adiposo apresenta uma grande atividade metabólica e células de vida longa. Além disso, trata-se de um tecido bastante vascularizado e inervado, sofrendo grande influência das ações das fibras do sistema nervoso autônomo simpático em situações de jejum, frio e atividade física intensa.

Existem dois tipos de tecido adiposo – o unilocular e o multilocular –, e essa diferença baseia-se no tipo de adipócito que o tecido apresenta (Figura 4.11).

**Figura 4.11** – Diferentes aspectos da gordura branca e seus adipócitos uniloculares (esquerda) e da gordura marrom e seus adipócitos multiloculares (direita) – microscopia óptica

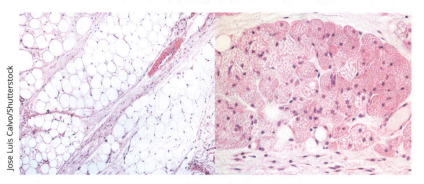

Os adipócitos uniloculares (Figura 4.12) são redondos e maiores, compondo o tecido adiposo unilocular, também chamado de *gordura branca ou amarela*. Nessas células, o núcleo torna-se periférico e poucas organelas são observadas, uma vez que a gotícula de gordura ocupa quase todo o espaço que, em outro tipo celular, seria destinado ao citoplasma.

O tecido adiposo unilocular está distribuído na região subcutânea de todo o corpo, podendo variar em quantidade e local, de acordo com o sexo e a idade do indivíduo. Suas células contêm receptores hormonais – principalmente sexuais e adrenais – que atuam na captação e na liberação dos lipídios acumulados.

O tecido adiposo unilocular atua no estoque energético corporal, mas também é muito importante para o isolamento mecânico e térmico do corpo, reduzindo a perda de calor para o ambiente e amortecendo possíveis impactos em órgãos e estruturas corporais ao formar estruturas macias de preenchimento em certas partes do corpo.

Em meio à gordura branca, podem ser observadas fibras reticulares (colágeno do tipo III), que darão apoio para os adipócitos. De modo geral, os triglicerídeos acumulados nessas células são oriundos da alimentação, do fígado ou sintetizados pelas próprias células adiposas (Junqueira; Carneiro, 2004).

 **Importante!**

O tecido adiposo unilocular também é considerado um órgão secretor, participante do sistema endócrino, podendo secretar hormônios que regulam a ingestão de alimentos, a quantidade de tecido adiposo no corpo e a entrada de glicose em suas células – como a leptina e as lipases (Junqueira; Carneiro, 2004).

**Figura 4.12** – Adipócitos uniloculares evidenciando sua gotícula lipídica única (esquerda) e adipócitos multiloculares com suas múltiplas gotículas lipídicas (direita)

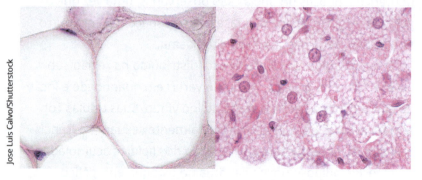

Jose Luis Calvo/Shutterstock

Os adipócitos multiloculares, que compõem a gordura parda (marrom), são menores e mais poligonais. Eles contêm diversas gotículas de lipídio em seu interior, porém não comprimem o núcleo contra a membrana plasmática e apresentam muito mais mitocôndrias livres. O tecido conjuntivo adiposo multilocular é bastante vascularizado e inervado pelo sistema nervoso simpático.

Trata-se de um tecido escasso no corpo humano adulto, mas, em recém-nascidos, ele é observado na região do pescoço, do abdome e entre as escápulas. Os filhotes de outras espécies de mamíferos também apresentam esse tipo de tecido, em especial aqueles típicos de *habitat* frios e que realizam hibernação. Esse fator, associado com sua grande quantidade de mitocôndrias, são evidências de seu papel na produção de calor corporal.

 **Importante!**

Ao contrário da gordura branca, que armazena energia, a gordura marrom atua em sua dissipação.

## 4.3 Tecidos ósseo e cartilaginoso

O tecido ósseo e o tecido cartilaginoso são tecidos conjuntivos especializados que exercem funções essenciais para proteção, sustentação, movimentação e locomoção do corpo humano. Esses tecidos estabelecem uma íntima relação, tanto por sua proximidade ao compor estruturas do organismo quanto por interações fisiológicas estabelecidas entre eles durante a formação e o crescimento dos ossos. Que tal conhecer um pouco mais sobre as particularidades desses tecidos?

## 4.3.1 Tecido conjuntivo cartilaginoso

O *tecido conjuntivo cartilaginoso* – a cartilagem – é um tecido conjuntivo especializado de consistência semirrígida e elástica, capaz de tolerar compressões realizadas pelos ossos durante movimentações e locomoções do indivíduo. Esse tecido atua como um tecido de sustentação do corpo, juntamente ao tecido ósseo, compondo o sistema esquelético. Seu desenvolvimento, seu crescimento e suas funções podem ser influenciados, assim como acontece em outros tecidos, por hormônios e vitaminas.

A cartilagem é composta por células denominadas *condroblastos* e *condrócitos*, imersas na matriz cartilaginosa e envolvidas pelo pericôndrio. O **pericôndrio** (Figura 4.13) é formado por tecido conjuntivo propriamente dito denso, com uma camada mais externa e fibrosa e outra camada interna com células ainda indiferenciadas, similares a fibroblastos (por vezes chamadas *células condrogênicas*), capazes de se multiplicar e se diferenciar em condroblastos.

**Figura 4.13** – Pericôndrio (parte rosada superior), seguido de células condrogênicas (área intermediária lilás) e condrócitos organizados em grupos isógenos (parte inferior azulada)

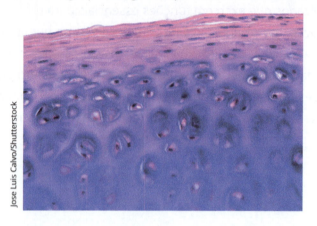

Os **condroblastos**, por sua vez, são células arredondadas, com retículo endoplasmático granuloso (REG) e complexo de Golgi bem desenvolvidos, capazes de secretar matriz cartilaginosa. Essas células podem derivar tanto de células condrogênicas quanto de células mesenquimais situadas nos discos de condrificação (Gartner; Hiatt, 2007; Kierszenbaum; Tres, 2016).

Os **condrócitos** são células esparsas, arrendondadas ou ovoides, com grandes núcleos e nucléolos bem definidos, situadas dentro de lacunas completamente envolvidas por matriz cartilaginosa. Essas células são fundamentais para o processo de síntese e renovação da matriz cartilaginosa.

A atividade dos condrócitos costuma responder a sinais mecânicos, elétricos e químicos trazidos pela matriz extracelular. No entanto, com o envelhecimento, essa matriz sofre modificações, tornando as respostas dos condrócitos menos eficientes que no corpo jovem. Além disso, com o tempo, os condrócitos mudam a concentração de suas organelas citoplasmáticas. Assim, mitocôndrias abundantes, REG e Golgi bem desenvolvidos, característicos de condrócitos jovens, dão lugar a um conjunto menor de organelas, porém com grande quantidade de ribossomas livres.

 **Importante!**

Como a cartilagem não é um tecido vascularizado, depende dos vasos sanguíneos do pericôndrio ou, ainda, do líquido sinovial (no caso das cartilagens das articulações móveis) para receber nutrientes e gases respiratórios. Assim, a viabilidade do tecido e de suas células é mantida graças à difusão, por meio da matriz extracelular. Além dos vasos sanguíneos ausentes, no tecido cartilaginoso não há vasos linfáticos nem nervos.

Segundo Junqueira e Carneiro (2004), de acordo com o tipo de fibrila mais abundante no tecido, as cartilagens do corpo humano podem ser classificadas em três tipos (Figura 4.14):

1. cartilagem hialina, com predomínio de colágeno do tipo II;
2. cartilagem elástica, com poucas fibrilas de colágeno e quantidade abundante de fibrilas elástica;
3. fibrocartilagem, com bastante fibrilas de colágeno do tipo I.

**Figura 4.14** – Diferentes tipos de cartilagem encontradas no corpo humano

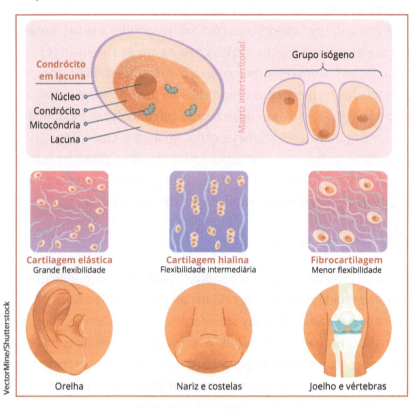

A **cartilagem hialina** (Figura 4.15), como o próprio nome sugere, apresenta coloração bastante clara e de aspecto vítreo (branco-azulado e translúcido). Sua matriz extracelular em gel apresenta elasticidade e é composta por proteoglicanos e fibrilas de colágeno do tipo II em quantidade abundante, conferindo resistência a esse tecido e permitindo a difusão de substâncias necessárias aos condrócitos.

**Figura 4.15** – Cartilagem hialina humana evidenciando condrócitos isolados e em grupos isógenos – microscopia óptica – coloração H&E

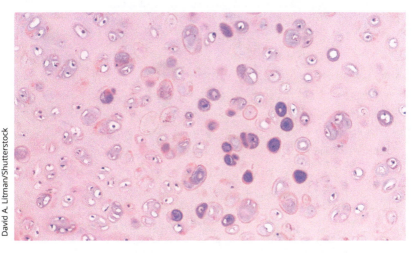

A mais comum entre as cartilagens no corpo humano, a cartilagem hialina, apresenta estrutura típica, sendo composta por condroblastos e condrócitos revestidos pelo pericôndrio, que pode desaparecer na fase adulta da vida. Os condrócitos podem ser observados estando isolados ou em pequenos agrupamentos, os **grupos isógenos**. Quando esse último caso acontece, fica claro que condrócitos foram recém-divididos e ainda não secretaram matriz suficiente para se afastar dos demais.

Além disso, uma estrutura formada pela matriz extracelular situada justaposta à lacuna – com maior concentração de uma glicoproteína chamada *condronectina* – forma um envoltório conhecido como *cápsula pericelular* ou *matriz capsular* (Figura 4.16).

**Figura 4.16** – Grupo isógenos de condrócitos e suas estruturas

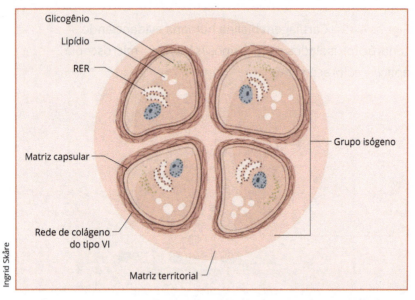

Fonte: Ross; Pawlina, 2012, p. 209.

Durante o período pré-natal, o bebê apresenta grande quantidade de cartilagem hialina em seu esqueleto, porém, essa cartilagem serve como molde para a ossificação de ossos longos, sendo reabsorvida e substituída com o tempo por tecido conjuntivo ósseo em um processo chamado de *ossificação endocondral*.

Embora seja quase totalmente substituída, a cartilagem hialina remanescente pode ser observada nos organismos adultos no disco epifisário, estrutura responsável pelo crescimento dos ossos longos em comprimento. Também compõe parte significativa do sistema respiratório (narinas, traqueia e brônquios), bem como recobre as costelas e está presente em articulações de grande mobilidade – onde atua como amortecedor, permitindo, assim, menor fricção durante movimentações e evitando desgastes entre os ossos.

A **cartilagem elástica** (Figura 4.17) é similar à hialina. No entanto, distingue-se em razão da presença de fibras elásticas abundantes – tanto na matriz extracelular quanto no pericôndrio –, apresentando, assim, coloração amarelada e a maior flexibilidade entre as três. Além disso, há maior quantidade de condrócitos imersos em uma matriz relativamente mais escassa, e os feixes fibrosos são maiores nesse tecido.

 **Preste atenção!**

A cartilagem elástica forma a orelha externa, as tubas auditivas, a laringe e a epiglote e costuma sofrer menos efeitos provocados pelo envelhecimento em sua constituição e atividade, não passando, inclusive, por processos naturais de calcificação.

**Figura 4.17** – Cartilagem elástica de uma epiglote humana mostrando condrócitos isolados (sem grupos isógenos) e fibras elásticas visíveis na matriz da cartilagem – microscopia óptica – coloração H&E

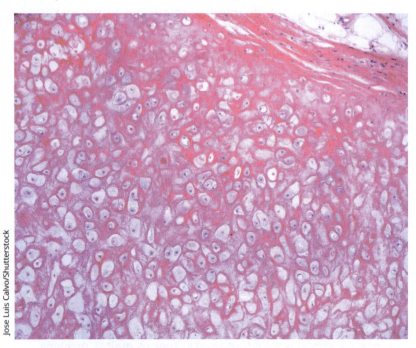

A **fibrocartilagem** é o tecido presente nos discos intervertebrais, temperomandibulares e do esterno, além de constituírem estruturas na articulação do joelho, do púbis e do punho. Considerada um tecido intermediário por apresentar características de cartilagem hialina e tecido conjuntivo denso, simultaneamente, apresenta uma matriz extracelular menos rígida e não contém pericôndrio.

Também conhecida como *cartilagem fibrosa*, apresenta pouca substância fundamental e diversas fibras de colágeno do tipo I (diferentemente da hialina e da elástica, que apresentam do tipo II), as quais podem estar organizadas paralelamente – na maioria dos casos – ou de maneira irregular, dependendo do local do corpo em que se encontram. Em lâminas histológicas desse tecido, os condrócitos podem ser observados em fileiras alongadas.

## 4.3.2 Tecido conjuntivo ósseo

O tecido conjuntivo ósseo é um tecido especializado, formado por diferentes tipos de células imersas em uma matriz – composta por fibras de colágeno do tipo I – que se diferencia das demais matrizes de tecidos conjuntivos por seu aspecto mineralizado.

A base inorgânica que compõe essa matriz é um fosfato de cálcio, na forma de cristais de hidroxiapatita, que torna esse tecido tão rígido e resistente a ponto de permitir que nossos ossos atuem tanto no suporte quanto na proteção de estruturas do nosso organismo. Além de constituir parte importante do nosso esqueleto, envolve a medula responsável pela síntese de células sanguíneas.

Os ossos do corpo humano são classificados de acordo com seu formato como: longos, curtos, planos e irregulares (Figura 4.18).

**Figura 4.18** – Ossos humanos classificados quanto ao seu formato

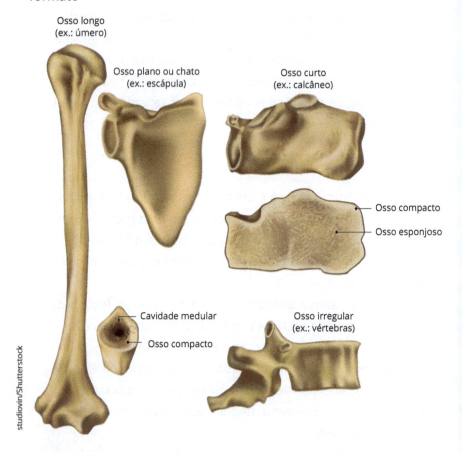

### Curiosidade

Os ossos longos são os mais utilizados como modelo didático, uma vez que apresentam regiões de fácil identificação e de extrema importância para a compreensão dos processos de formação e crescimento ósseo. Eles são ossos capazes de continuar crescendo significativamente durante certo período da vida.

As regiões indicadas pela Figura 4.19 consistem em: **epífises**, extremidades ósseas que compõem as articulações dos ossos longos; **diáfise**, parte alongada e cilíndrica que representa a maior parte do comprimento de um osso longo; **discos** ou **linhas epifisárias**, região que separa a parte longa do osso de ambas as epífises – composta por cartilagem hialina (presente apenas durante a fase de crescimento); **metáfise**, área de transição entre a epífise e a diáfise, na qual se encontra o disco epifisário e o tecido ósseo esponjoso responsáveis pelo alongamento desses ossos em indivíduos jovens.

Figura 4.19 – Representação esquemática de um osso longo, suas regiões e suas estruturas

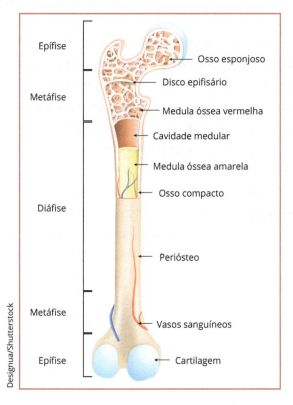

Embora haja pequenas variações quanto ao número de camadas de cada tipo que compõem os ossos de diferentes formatos, ao observarmos de maneira macroscópica, podemos perceber que eles apresentam diferentes texturas em sua parte externa e interna. De modo geral, o tecido ósseo mais externo é chamado de *tecido ósseo compacto*, e o interno é o tecido ósseo esponjoso.

Esses diferentes tecidos, quando maduros, apresentam estruturas com composição similar, porém organização diferenciada. O osso compacto apresenta uma estrutura lamelar bem desenvolvida, ao passo que o tecido esponjoso é formado por trabéculas, que lhe conferem o aspecto de uma esponja, com parte do tecido interconectada e ao mesmo tempo espaços livres com aspecto alveolar.

Ainda mais externo que o tecido ósseo compacto fica o **periósteo**, uma membrana de revestimento formada por tecido conjuntivo denso fibroso (remanescente das membranas do centro de ossificação primária) e células **osteoprogenitoras**. Essas células são fusiformes e apresentam alta capacidade de divisão. Além disso, são capazes de se diferenciar tanto em osteoblastos quanto em células condrogênicas.

Na região das articulações móveis (sinoviais), o tecido de revestimento do osso não é o periósteo, mas sim a cartilagem hialina – que, nesse caso, não apresenta pericôndrio e recebe o nome de *cartilagem articular* (Ross; Pawlina, 2012).

Internamente, os ossos são revestidos por uma membrana similar ao periósteo, também formada por tecido conjuntivo denso e células osteoprogenitoras que revestem tanto a parte esponjosa – trabéculas – quanto a parte compacta da cavidade medular, o **endósteo**.

Dentro da cavidade medular e nos espaços esponjosos está situada a medula óssea (Figura 4.20), que, por sua vez, subdivide-se em vermelha e amarela, fazendo referência ao tipo celular encontrado. Na medula óssea vermelha, há células sanguíneas em desenvolvimento dentro de um sistema de fibras e células reticulares. Após o período de crescimento, na fase adulta, a medula óssea vermelha torna-se mais escassa e adipócitos passam a se tornar mais abundantes, compondo a então medula amarela, com poucos elementos sanguíneos em formação.

**Figura 4.20** – Medula óssea e as regiões de um osso longo

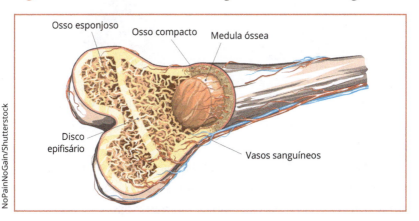

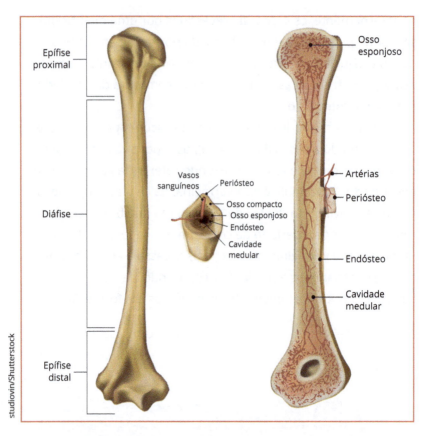

Entre as células que compõem o tecido conjuntivo ósseo, três tipos merecem destaque: osteoblastos, osteócitos e osteoclastos (Figura 4.21).

Os **osteoblastos** localizam-se na superfície óssea, organizados em uma camada de células situadas lado a lado, de onde atuam produzindo a parte orgânica da matriz óssea e controlando sua mineralização. Em seu estado mais ativo, essas células têm formato cuboide, tornando-se achatadas em períodos de pouca atividade. Os osteoblastos derivam das células osteoprogenitoras e se diferenciam em osteócitos.

Os **osteócitos** são as células mais abundantes do tecido ósseo e estão nele distribuídos dentro de lacunas, de maneira similar aos condrócitos na cartilagem hialina. Os osteócitos são células maduras, de forma amendoada, que atuam na manutenção da matriz óssea, bem como na produção de fatores de crescimento. Os prolongamentos dos osteócitos formam canalículos, por onde circula o fluído extracelular. Esses prolongamentos apresentam também junções comunicantes, permitindo as trocas de íons e de pequenas moléculas entre as células ósseas.

Os **osteoclastos** são células fagocitárias multinucleadas, grandes e móveis que atuam principalmente na remodelação dos ossos. Apresentam prolongamentos em uma área destinada à adesão celular, por meio dos quais são capazes de se aderir à matriz óssea e realizar a reabsorção do tecido nesse local. Os osteoclastos podem digerir e dissolver tanto a parte orgânica quanto a parte inorgânica da matriz, de acordo com o comando de proteínas sinalizadoras e hormônios. Sua ação de reabsorção deriva da capacidade de formação de ácido carbônico para dissolver a parte inorgânica e de hidrolases e metaloproteases que degradam a parte orgânica (colágeno e as proteínas) da matriz já descalcificada.

**Figura 4.21** – Tecido ósseo e seus diferentes tipos celulares

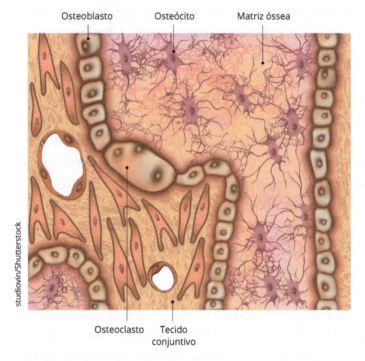

O tecido conjuntivo ósseo pode ser dividido de acordo com suas características histológicas em primário (trabecular ou imaturo) e secundário (lamelar ou maduro). Isso porque, embora esses tecidos apresentem as mesmas células e uma matriz similar, não têm a mesma organização e quantidade de componentes.

Ao longo do desenvolvimento de um osso, o primeiro tecido a surgir é sempre o primário, sendo posteriormente substituído pelo secundário. Para que isso ocorra, dois tipos de processos biológicos podem ocorrer: a ossificação intramembranosa, típica de ossos chatos, e a ossificação endocondral, típica de ossos curtos e longos.

Na **ossificação intramembranosa** existe um centro de ossificação primária – situado no interior de membranas de tecido conjuntivo – na qual tem início a ossificação. Nesse processo, o tecido primário começa a se formar ainda no período embrionário, a partir de células do tecido conjuntivo embrionário mesenquimal. As células do mesênquima originam células osteoprogenitoras, que, em seguida, transformam-se em osteoblastos, secretam matriz óssea ao seu redor e passam a ser consideradas osteócitos.

Como diversos grupos celulares passam por esse processo, a estrutura esponjosa do osso é estabelecido. Com o crescimento ósseo durante tal processo de formação, surgem espaços para a passagem de vasos sanguíneos e células do mesênquima que vão compor a medula óssea (Junqueira; Carneiro, 2004).

Esse tecido, recém-produzido, não tem a mesma organização que o secundário, pois suas fibras colágenas estão dispostas de maneira bastante irregular e sua matriz é menos mineralizada. Além disso, as células e a substância fundamental costumam ser mais abundantes durante esse estádio do tecido ósseo.

Durante o processo de substituição do tecido ósseo primário por tecido ósseo secundário – seja na formação óssea, seja no reparo de fraturas –, as células osteoprogenitoras da superfície do tecido ósseo e os osteoclastos atuam de maneira coordenada, reabsorvendo e remodelando o osso em formação.

No organismo adulto, o tecido ósseo imaturo permanece apenas nas suturas do crânio, em pontos de inserção de tendões e nos alvéolos dentários – inclusive, por esse motivo, permitindo correções ortodônticas. Nas demais estruturas ósseas, é substituído por um tecido maduro de estrutura lamelar.

## Curiosidade

A estrutura em lamela (Figura 4.22) refere-se à maneira como as fibras colágenas encontram-se, paralelas umas às outras e de modo concêntrico em torno de canais com capilares sanguíneos e nervos no tecido ósseo secundário.

Figura 4.22 – Estrutura lamelar de osso compacto humano em menor e maior aumento – microscopia óptica

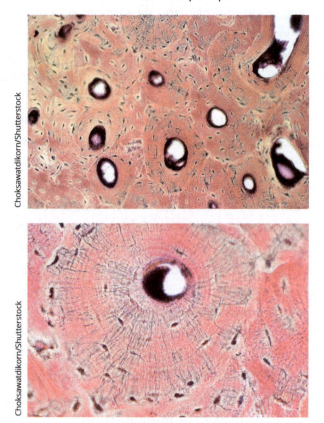

As lamelas encontram-se bastante próximas umas das outras, unidas por uma matriz muito mineralizada e com pouco colágeno – a substância cimentante – e por lamelas intersticiais – cujas fibras se organizam de maneira similar, mas não têm um canal ao centro. Esse sistema de organização do tecido ósseo secundário é conhecido como *ósteon*, ou *sistema de Havers*, e sua formação é mais lenta, porém torna a estrutura óssea mecanicamente mais forte do que aquela presente no tecido primário.

No osso compacto, um sistema lamelar circunferencial externo e outro interno delimitam e agrupam todas as lamelas, sendo observado de maneira justaposta ao periósteo e ao endósteo, ancorando essas membranas ao osso e envolvendo a cavidade medular.

Os canais revestidos internamente por endósteo, longitudinais e encontrados nos centros dessas lamelas são os canais de Havers. Esses canais se comunicam através de outros canalículos situados de maneira transversal a eles – os canais de Volkmann, por onde também permeiam vasos sanguíneos e nervos.

Uma vez que a composição da matriz óssea torna difícil a difusão de metabólitos ao longo desse tecido, a configuração diferenciada (Figura 4.23) – altamente vascularizada e contendo canalículos que ligam lacunas entre si – é de extrema importância para que o tecido ósseo se mantenha nutrido e oxigenado. Isso acontece por meio do fluxo de um fluido tecidual que percorre os canalículos e permite trocas entre células e capilares sanguíneos.

**Figura 4.23** – Estrutura óssea evidenciando os canais de Havers e Volkmann, bem como os capilares sanguíneos que nutrem o tecido

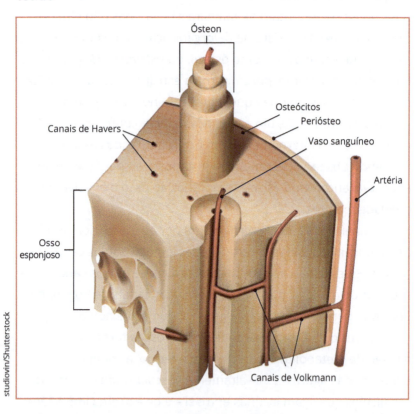

As mesmas estruturas e tipos de tecido ósseo apresentados até aqui, na introdução ou durante o processo de ossificação intramembranosa, são estabelecidos por meio do segundo tipo de formação óssea: a **ossificação endocondral**. Nesse caso, em vez de se originar de áreas de membranas conjuntivas, o tecido ósseo se forma a partir de um modelo de cartilagem hialina temporário.

Os condroblastos que compõem essa cartilagem hialina, também originados de células mesenquimais, definem o local e o formato de um futuro osso, passando por um período de crescimento para, depois de atrofiados, sofrer apoptose e serem calcificados. Com a morte dessas células, o espaço antes ocupado por tecido cartilaginoso passa a pertencer a células osteoprogenitoras. Tais células se diferenciam, formando um tecido ósseo primário de aspecto esponjoso e com resquícios de cartilagem em suas trabéculas.

Em ossos longos, essa ossificação inicia-se na parte média do osso (centro da diáfise) e alastra-se em direção às epífises. Durante o crescimento, a parte central do tecido ósseo é reabsorvida, liberando espaço para a cavidade medular que será preenchida por tecido mieloide.

Nas extremidades do osso, ou seja, nas epífises, o tecido cartilaginoso permanece por mais um período formando os centros de ossificação secundária. Contudo, esse tecido também é ossificado com o tempo. Resta, então, a cartilagem articular na porção terminal das epífises e o disco epifisário. O disco epifisário localiza-se em uma área de transição entre a epífise e a diáfise, conhecida como *metáfase*. Permanece cartilaginoso durante toda a fase de crescimento do indivíduo, quando atua no alongamento dos ossos, e desaparece durante a fase adulta.

A ossificação endocondral, o processo de formação mais comum dos ossos longos e curtos, caracteriza-se como um momento de bastante interação entre o tecido cartilaginoso e o tecido ósseo. É possível, inclusive, delimitar regiões de transição (Figura 4.24) com características de ambos os tecidos ao longo desse processo (Gartner; Hiatt, 2007; Ross; Pawlina, 2012).

**Figura 4.24** – Área do disco epifisário de um osso longo exibindo diferentes camadas, de cima para baixo: cartilagem hialina em repouso, zonas de proliferação, hipertrofia, calcificação e ossificação

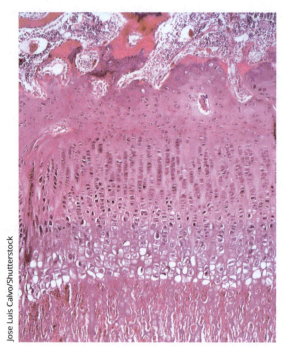

## 4.4 Tecido mieloide e a composição do sangue

Ao fazermos um exame de sangue e analisarmos os resultados obtidos, ou até mesmo ao estudarmos esse componente do nosso corpo, deparamo-nos com uma grande variedade de células e suas diversas funções. As células sanguíneas são bastante especializadas e não apresentam um bom potencial de divisão, dependendo de tecidos hematopoéticos para serem renovadas a fim de suprir as necessidades do nosso organismo.

Em razão de sua capacidade de produzir células sanguíneas, dois tecidos podem ser considerados como tecidos hematopoéticos: o tecido mieloide e o tecido linfoide. Ambos são tecidos conjuntivos e apresentam uma malha formada por fibras reticulares. No entanto, cada um tem suas particularidades.

Dito isso, e levando em consideração que o tecido linfoide já foi abordado (ver Seção 4.2.3), é importante ressaltar que, nesta seção, apenas o tecido mieloide será discutido de maneira mais aprofundada.

### 4.4.1 Tecido conjuntivo mieloide

O tecido conjuntivo mieloide – também conhecido como *medula óssea vermelha* – é o principal responsável pela renovação e pela diferenciação das células sanguíneas, sendo encontrado dentro de ossos longos jovens ou nas cavidades dos ossos esponjosos.

A medula óssea vermelha diferencia-se da medula óssea amarela principalmente pela sua composição celular, sendo encontrada em diferentes locais do organismo, de acordo com a idade do indivíduo. Um recém-nascido, por exemplo, apresenta uma grande quantidade de eritrócitos (hemácias) em desenvolvimento dentro de seus ossos e, por isso, toda sua medula tem coloração avermelhada. No entanto, com o passar dos anos, a cavidade medular dos ossos longos passa a acumular uma quantidade maior de lipídios em suas células, mudando os tipos celulares, a coloração e o aspecto da medula, que passa a ser chamada de *medula amarela* – mesmo sendo composta majoritariamente por tecido adiposo e considerada inativa, a medula amarela retém seu potencial hematopoiético. Ela é capaz de transformar-se em medula óssea vermelha novamente, de acordo com necessidades corporais específicas, como em casos de hemorragias (Junqueira; Carneiro, 2004; Ross; Pawlina, 2012).

###  Preste atenção!

O humano saudável, até o início de sua vida adulta, já teve quase toda a medula vermelha substituída por gordura. Restam, assim, pequenas porções de tecido conjuntivo mieloide, em locais específicos, responsáveis por manter constante o número de células sanguíneas no nosso organismo. Essas áreas hematopoéticas podem ser encontradas no esterno, nas vértebras, nas costelas, nas clavículas, na crista ilíaca e no crânio, por exemplo (Junqueira; Carneiro, 2004; Kierszenbaum; Tres, 2016).

O tecido mieloide é altamente vascularizado por sinusoides medulares (Figura 4.25), que nada mais são do que capilares oriundos dos vasos sanguíneos presentes nos canais do tecido ósseo. Esses sinusoides são revestidos por uma lâmina basal, por células reticulares adventícias e células endoteliais com capacidade de estimular a proliferação e a diferenciação de células hematopoéticas, além de realizar atividade fagocítica. É por meio deles que células hematopoéticas maduras podem ser conduzidas à circulação sanguínea.

**Figura 4.25** – Medula óssea vermelha saudável, evidenciando seus sinusoides e células sanguíneas em produção

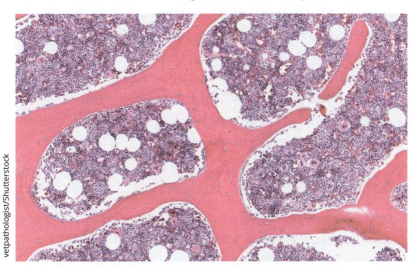

Toda a matriz extracelular do tecido mieloide, que envolve os sinusoides, apresenta consistência gelatinosa, sendo formada por malhas de fibras reticulares (compostas por colágeno do tipo III) associadas a um grupo celular heterogêneo (Junqueira; Carneiro, 2004; Gartner; Hiatt, 2007).

Entre as células observadas no tecido mieloide, devemos destacar as células reticulares adventícias, os macrófagos e as células hematopoéticas em diferentes estádios de diferenciação e maturação. Mas de que maneira são observadas e como atuam cada uma delas?

Os **macrófagos** destroem núcleos expulsos das células precursoras das hemácias, fagocitam restos citoplasmáticos e células mortas ou malformadas, mas também atuam na maturação de células hematopoéticas e no armazenamento e no transporte de ferro para a síntese da hemoglobina que compõe as hemácias.

As **células reticulares**, ou células adventícias, em abundância nesse tecido, emitem prolongamentos que formam cordões hematopoéticos capazes de dar suporte para as células sanguíneas em desenvolvimento. Além disso, são elas que produzem as fibras reticulares que compõem a matriz, bem como são responsáveis por fatores de crescimento e citocinas que regulam a diferenciação das células sanguíneas.

 **Preste atenção!**

As células reticulares são capazes de armazenar lipídios em seu citoplasma e, com o tempo, acabam tornando-se similares a adipócitos. Por fim, transformam a medula óssea vermelha em amarela (Gartner; Hiatt, 2007).

Quanto às **células hematopoéticas**, elas podem ser observadas em pequenos grupos ao longo do tecido mieloide.

Segundo Ross e Pawlina (2012), normalmente são encontrados megacariócitos, hemácias em desenvolvimento e macrófagos mais próximos da parede do sinusoide, ao passo que os granulócitos se desenvolvem de maneira mais afastada, migrando até os capilares depois de maduros.

Vamos compreender um pouco mais sobre o sangue – o único tecido conjuntivo de matriz extracelular líquida – e o processo de diferenciação e produção de suas células?

## 4.4.2 Composição do sangue

O sangue é um tecido conjuntivo especializado responsável pelo transporte de diversas substâncias, bem como pela termorregulação, coagulação e manutenção da homeostase corporal.

Esse tecido é composto pelo plasma, um material extracelular líquido que serve como solvente para diversos solutos que são transportados ao longo do organismo animal, e por diferentes tipos celulares.

Os principais componentes do plasma são água (90%) e proteínas do tipo fibrinogênio, albumina e globulina. No entanto, também fazem parte de sua composição moléculas como: nutrientes, hormônios, gases, enzimas e diversos íons.

Quanto à porção celular (Figura 4.26), é possível dizer que cerca de 35%-50% do volume médio de sangue de um adulto saudável (5 a 6 litros) é composto por hemácias e 1% por plaquetas e leucócitos – monócitos, eosinófilos, linfócitos, neutrófilos e basófilos (Ross; Pawlina, 2012).

Figura 4.26 – Componentes celulares do sangue humano

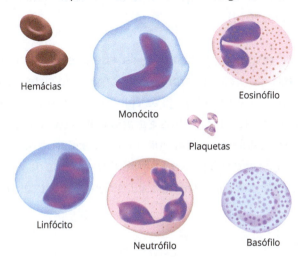

Na vida intrauterina, a produção de células sanguíneas depende de células mesodérmicas da vesícula umbilical e de órgãos que realizam temporariamente a atividade hematopoética, como o fígado e o baço. Entranto, com a ossificação do esqueleto embrionário e a formação da medula óssea, a produção das células sanguíneas torna-se muito mais significativa na medula óssea a partir do terceiro trimestre de gestação. Então, um único tipo de célula tronco presente na medula vermelha, a célula pluripotente hemocitopoética, passa a se diferenciar em células linfoides e mieloides (Junqueira; Carneiro, 2004; Kierszenbaum; Tres, 2016).

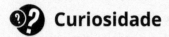 **Curiosidade**

A célula pluripotente hematopoética também pode ser chamada de *célula-tronco hematopoética* (HSC) ou *célula-tronco pluripotencial* (PPSC), uma vez que, atualmente, há evidências de que essa célula além de se autorrenovar e formar todos os tipos de células sanguíneas, apresenta potencial para originar outros tipos celulares e participar da regeneração de vários tecidos e órgãos (Ross; Pawlina, 2012).

De modo resumido, podemos dizer que as células linfoides formarão os linfócitos e migrarão para órgãos do sistema linfático (timo, baço e linfonodos). Já as células mieloides formarão hemácias, plaquetas, monócitos e granulócitos e consistirão nos componentes celulares do sangue (Junqueira; Carneiro, 2004).

Para compreender o passo a passo dos eventos da hematopoese, vale a pena analisar as células hematopoéticas que sofrem diferenciação na medula e suas células derivadas (Figura 4.27). É o que faremos a seguir.

**Figura 4.27** – O processo de hematopoese desde as células-tronco hematopoéticas da medula óssea vermelha até sua distribuição celular no sangue e no tecido conjuntivo

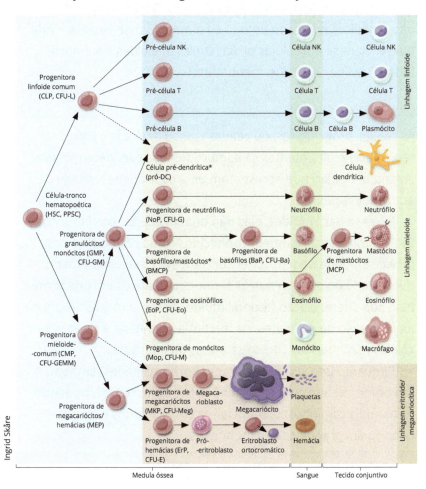

Fonte: Ross; Pawlina, 2012, p. 299.

## Células-tronco hematopoéticas (CTH)

São células capazes de se autorrenovar e de originar diversos tipos celulares, sendo, portanto, consideradas pluripotentes. São a base da teoria monofilética, que defende que todas as células sanguíneas originam-se a partir de uma célula-tronco comum.

Estão presentes na circulação do embrião, no sangue do cordão umbilical, no fígado do feto e na medula óssea adulta, onde diferenciam-se em células progenitoras mieloides e linfoides (Ross; Pawlina, 2012; Kierszenbaum; Tres, 2016).

## Células progenitoras

As células progenitoras, ou células-tronco mieloide e linfoide, são células multipotentes, já comprometidas com determinada linhagem celular, que apresentam uma capacidade limitada de autorrenovação.

No caso das linfoides, elas dão origem apenas aos linfócitos B, T e citotóxicos – também conhecidos como *células NK (natural killers)* –, que podem ser encontrados no sangue em menor quantidade do que em outros tecidos conjuntivos em que terminam sua diferenciação (tecido linfoide). Esses linfócitos atuam na identificação de antígenos, na memória imunitária e no ataque a células reconhecidas como estranhas ou infectadas.

Enquanto isso, as células progenitoras mieloides também se comprometem com determinada linhagem celular, podendo tomar dois caminhos: diferenciar-se em eritrócitos e megacariócitos ou em granulócitos e monócitos.

## Eritrócitos e plaquetas

A formação dos **eritrócitos** (hemácias ou glóbulos vermelhos) é conhecida como *eritropoese* e consiste na diminuição do volume celular, na expulsão do núcleo previamente condensado e no aumento da hemoglobina citoplasmática sintetizada pelos diversos ribossomos livres. Por fim, essas células apresentam menor quantidade de organelas, coloração avermelhada, não têm núcleo e assumem um formato bicôncavo, estando maduras e com formato ideal para o transporte de gases respiratórios – prontas para ser enviadas para a circulação sanguínea.

Assim como as demais células, quando já diferenciadas, as hemácias aproximam-se dos sinusoides medulares e deslocam as células reticulares e a lâmina basal desse capilar temporariamente. Então, conseguem atravessar o endotélio do sinusoide através de pequenas aberturas e atingir a circulação. Posteriormente, a célula epitelial do endotélio atua no reparo do sinusoide e essa abertura desaparece.

As **plaquetas**, importantes agentes da coagulação sanguínea, são formadas justamente durante esse processo (Figura 4.28). Isso porque elas derivam de grandes células chamadas *megacariócitos*, as quais emitem seus prolongamentos para dentro dos sinusoides medulares, onde têm suas extremidades fragmentadas e pequenas porções de seu citoplasma transformadas em plaquetas.

**Figura 4.28** – Plaquetas em formação e células sanguíneas maduras atravessado a parede dos sinusoides e atingindo a corrente sanguínea

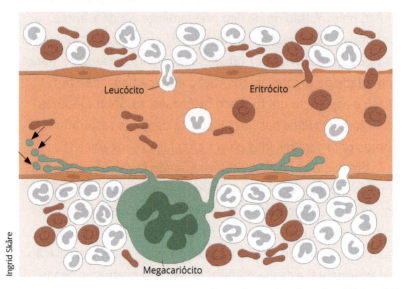

Fonte: Junqueira; Carneiro, 2004, p. 242.

Os megacariócitos diferenciam-se a partir de precursoras mieloides e, durante seu processo de maturação, formam grânulos citoplasmáticos repletos de subâncias importantes para o funcionamento do organismo humano, tais como os fatores de crescimento das plaquetas e fibroblastos. Essas células são facilmente identificadas por seu núcleo multilobulado (Junqueira; Carneiro, 2004; Kierszenbaum; Tres, 2016).

### Granulócitos e monócitos

Os leucócitos (glóbulos brancos) podem ser classificados de acordo com a presença ou a ausência de grânulos citoplasmáticos em agranulócitos (linfócitos; monócitos) ou granulócitos (neutrófilos, basófilos e eosinófilos) (Figura 4.29).

**Figura 4.29** – Representação esquemática dos diferentes tipos de leucócitos granulócitos e agranulócitos.

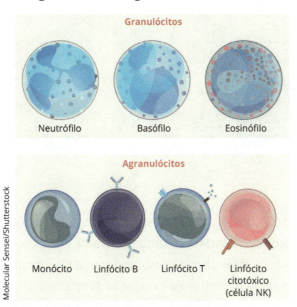

Os **linfócitos**, já mencionados, diferenciam-se a partir de células-tronco linfoides. Já os monócitos e os três granulócitos a partir das células-tronco mieloides.

Os **monócitos** (Figura 4.27) são as maiores células presentes no sangue e apresentam um único e grande núcleo (em formato ovoide, de rim ou em U) na porção central de seu citoplasma. Permanecem poucas horas no sangue circulante, porém, são capazes de se diferenciar em macrófagos, mover-se e aderir de maneira ativa a microrganismos que desejam fagocitar.

**Figura 4.30** – Monócitos sanguíneos evidenciando seu núcleo em formato de U – ilustração (esquerda); monócito observado ao microscópio em lâmina com esfregaço de sangue (direita)

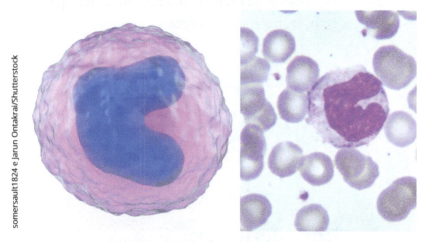

somersault1824 e Jarun Ontakrai/Shutterstock

Os **neutrófilos** (Figura 4.31) representam cerca de 60 a 70% dos leucócitos do nosso organismo e, durante seu processo de maturação, passam por diversas mitoses e dias de armazenamento antes de entrar na circulação sanguínea. O núcleo dos neutrófilos recém-formados apresenta forma de bastão e, posteriormente, podem ser observados até cinco lóbulos em seu núcleo.

⚠️ **Preste atenção!**

Células com capacidade fagocitária, os neutrófilos atuam na defesa do organismo contra infecções bacterianas – sendo atraídos por agente quimiotáticos para as proximidades do antígeno. Em seu citoplasma, há três tipos de grânulos com enzimas e outras moléculas que ajudam no ataque e na destruição desses microrganismos durante a fagocitose.

**Figura 4.31** – Neutrófilo evidenciando seus grânulos citoplasmáticos e um núcleo com 3 lóbulos – ilustração (esquerda); neutrófilo humano observado ao microscópio em lâmina com esfregaço de sangue (direita)

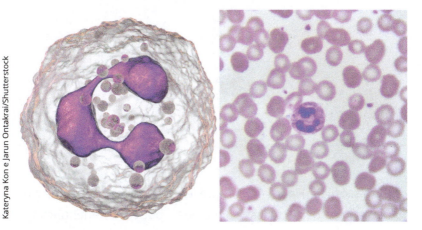

Os **eosinófilos** (Figura 4.32) estão presentes no sangue em menor quantidade e costumam apresentam um núcleo irregular com dois lóbulos (Ross; Pawlina, 2012).

Embora tenham capacidade fagocitária, os eosinófilos não costumam fagocitar microrganismos. Seus grânulos são maiores e ovoides e liberam suas substâncias no meio extracelular, atuando principalmente na defesa do organismo durante parasitoses e alergias. Sua atração ao local de ação é feita principalmente por meio da histamina liberada por outras células sanguíneas.

**Figura 4.32** – Eosinófilos evidenciando seus grânulos citoplasmáticos e núcleos com dois lóbulos – ilustração (esquerda); eosinófilos observados em meio às hemácias em lâmina de esfregaço sanguíneo – microscopia óptica (direita)

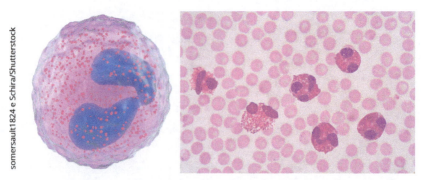

Os **basófilos** (Figura 4.33) representam menos de 1% dos glóbulos brancos da circulação sanguínea e podem ser identificados pelo seu núcleo em S. Esses granulócitos são responsáveis por iniciar o processo inflamatório por meio da liberação de substâncias como histamina, heparina e fatores quimiotáticos que atraem neutrófilos e eosinófilos por seus grânulos específicos. Seus grânulos costumam ser mais grosseiros e preencher quase todo o citoplasma, por vezes tornando difícil a observação do formato do núcleo.

**Figura 4.33** – Basófilos evidenciando seus numerosos grânulos citoplasmáticos encobrindo o núcleo em S – ilustração (esquerda); basófilo observado em lâmina de esfregaço sanguíneo – microscopia óptica (direita)

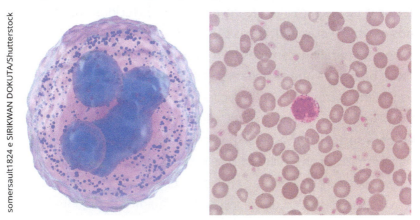

somersault1824 e SIRIKWAN DOKUTA/Shutterstock

## 4.5 Sugestão prática: observação de tecidos ósseo, cartilaginoso e sanguíneo em lâminas permanentes

Para compreender a anatomia de células e tecidos, nada mais interessante do que observá-los na prática. Por meio de lâminas virtuais ou de lâminas histológicas vistas com auxílio de microscópios, o importante é estar atento e tentar reconhecer o máximo de estruturas. É essencial pensar na maneira como aquele tecido se organiza e em como isso possibilita tanto suas funções quanto as daquelas estruturas que ele compõe.

As lâminas de tecido animal são consideradas lâminas permanentes. Isso porque normalmente não são confeccionadas no momento em que serão observadas – como as lâminas de histologia vegetal, por exemplo. Elas precisam ser preparadas a partir de técnicas de fixação que identificam as estruturas a serem observadas.

Embora existam diferentes tipos de microscópios e outras técnicas de preparo, na maioria dos casos, os tecidos observados em ambientes educativos são fixados em formol, emblocados em parafina, cortados com o auxílio do micrótomo (em fatias bem finas que permitam a passagem da luz e a observação em microscópio óptico), corados e montados entre uma lâmina e uma lamínula de vidro com o auxílio de resinas. Embora sejam relativamente baratas e simples, essas técnicas não permitem conservar todas as estruturas celulares, sendo substituídas em pesquisas científicas e observações médicas.

Os procedimentos de coloração costumam ser utilizados para evidenciar estruturas de maior interesse ou diferenciar componentes químicos presentes naquele corte observado.

A maioria dos corantes utilizados cora as estruturas de acordo com seu pH. Os corantes básicos reagem com componentes aniônicos (com carga negativa), e os corantes ácidos reagem com componentes catiônicos (com carga positiva). São exemplos de corantes básicos: verde de metila, azul de metileno e azul de toluidina. Como exemplos de corantes ácidos, temos: fucsina ácida (vermelho), azul de anilina, eosina (vermelho) e orange G (laranja).

A coloração mais comum é aquela realizada a partir dos corantes hematoxilina e eosina (HE). A hematoxilina torna mais visíveis estruturas ácidas, evidenciando o DNA nuclear e o RNA citoplasmático. Já a eosina destaca componentes do citoplasma, ao corar substâncias mais básicas, como as mitocôndrias e proteínas citoplasmáticas. De modo geral, o uso isolado de hematoxilina deixa a lâmina com tons azulados, ao passo que a eosina mantém as estruturas rosadas, e o uso combinado de H&E torna as estruturas celulares presentes na lâmina roxeadas.

Agora que você já compreendeu como a lâmina que você observa é preparada, vamos para a parte prática? Se precisar de ajuda com o uso do microscópio, releia a Seção 3.5 deste livro.

Ao observar lâminas histológicas de tecido conjuntivo, utilize o *checklist* a seguir para acompanhar seu processo de aprendizagem e checar se consegue identifcar as estruturas mais relevantes de cada lâmina:

- Consigo focar a lâmina corretamente?
- Comecei no menor aumento e fui aumentando, dentro do possível, para observar as estruturas com mais detalhes?
- Consigo diferenciar as células da matriz extracelular?
- Observo fibras nesse tecido? Como elas estão organizadas?
- Há mais de um tipo celular nesse tecido? Consigo identificá-los?
- Reconheço a membrana plasmática e o núcleo de cada célula?
- Identifico qual é o formato do núcleo dessas células?
- Sei dizer se as células estão agrupadas ou dentro de lacunas?
- Observo uma estrutura lamelar, com fibras concêntricas?
- Alguma estrutura chamou minha atenção mais do que as outras? Por quê?
- Existe mais de um tipo de tecido sendo observado nessa lâmina? Se sim, repetir as perguntas que virão na sequência para cada um dos tecidos.
- Consigo identificar qual tipo de tecido é esse?
- Que estruturas das quais observo me ajudam a identificá-lo?

- Qual é a função desse tecido?
- Em qual parte do corpo esse tecido se encontra?
- Esse tecido está de acordo com o que se espera para um organismo saudável ou apresenta alguma alteração característica de doença?
- Consigo representar a estrutura por meio de desenho?
- Quais são os aspectos mais relevantes desse tecido que podem ser observados nessa lâmina?
- Quais características específicas desse tipo de tecido não são observadas nesse corte? Por qual motivo?
- Conseguiria identificar essa lâmina se a observasse novamente no futuro?
- Preciso repetir alguma observação ou fazer alguma pergunta ao professor?

Se não conseguiu compreender a lâmina ou observá-la corretamente, pode ser necessário solicitar ajuda ou recapitular algo na parte teórica do livro. Não deixe passar a oportunidade de aprender! Lembre-se: uma dúvida não esclarecida pode gerar ainda mais dúvidas depois.

## Síntese

Os tecidos conjuntivos subdividem-se em: tecidos conjuntivos embrionários (mesênquima e tecido mucoso), tecido conjuntivo propriamente dito (frouxo ou denso) e tecido conjuntivo especializado (reticular, adiposo, ósseo, cartilaginoso, mieloide e sanguíneo). Todos esses tecidos são compostos por grupos heterogêneos de células, imersos em uma quantidade abundante de matriz extracelular que contém fibras compostas por colágeno ou elastina. Além disso, a maioria desses tecidos apresenta uma substância fundamental amorfa – composta por glicosaminoglicanos, glicoproteínas e proteoglicanos –, que confere aspecto gelatinoso à matriz extracelular.

Os tecidos conjuntivos embrionários são responsáveis por originar os tecidos conjuntivos adultos, e estes podem atuar no reparo de lesões, em processos inflamatórios e imunes, no preenchimento, na proteção e na sustentação de estruturas corporais ou, ainda, como meio de troca para tecidos. Já os tecidos especializados atuam cada um em suas funções específicas.

Entre as células observadas no tecido conjuntivo, existem as células residentes (fibroblastos, macrófagos, adipócitos, mastócitos e pericitos) e as células características de cada tecido especializado (osteócitos, osteoblastos, osteoclastos, condroblastos, condrócitos, plaquetas, eritrócitos, leucócitos, reticulares etc.).

## Conhecimento aplicado

1. São funções do tecido conjuntivo propriamente dito:

    A) hematopoese, proteção, secreção de hormônios e reparo de lesões.
    B) preenchimento, defesa, reparo de lesões e atuar como meio de troca.
    C) suporte, condução de impulsos elétricos, proteção e secreção hormonal.
    D) preenchimento, reserva energética, isolamento térmico e hematopoese.
    E) iniciar processos inflamatórios, isolamento mecânico, produção de calor e suporte.

2. Com relação às células que compõe o tecido conjuntivo, analise as assertivas a seguir e indique V para as verdadeiras e F para as falsas:

( ) Fibroblastos são células extremamente diferenciadas capazes de secretar a substância fundamental da matriz extracelular.
( ) Macrófagos são células capazes de atuar como apresentadoras de antígeno, além de realizar fagocitose de células mortas e corpos estranhos.
( ) Mastócitos são células capazes de atrair outras células de defesa por meio de liberação de histamina, heparina e fatores quimiotáticos.
( ) Pericitos são células responsáveis por secretar fibras colágenas e elásticas que compõem a matriz extracelular.
( ) Adipócitos são células capazes de armazenar gotículas de lipídio sob a forma de triglicerídeos em seu interior.

3. De acordo com a teoria monofilética da hematopoese:

A todos os linfócitos provêm de uma progenitora mieloide.
B todas as células sanguíneas têm capacidade de autorrenovação.
C todas as células conjuntivas são derivadas da célula-tronco hematopoética.
D todas as células sanguíneas originam-se a partir de uma célula-tronco comum.
E todos os leucócitos agranulares originam-se de uma célula progenitora comum.

4. Quanto aos diferentes processos de ossificação, é correto afirmar:

   A) A ossificação endocondral é o processo responsável pelo crescimento dos ossos, mas não por sua formação.
   B) A ossificação intramembranosa ocorre a partir de células do mesênquima, situadas entre membranas de tecido conjuntivo.
   C) A formação dos ossos de formato longo inicia-se durante o desenvolvimento embrionário por intermédio da ossificação intramembranosa.
   D) O tecido ósseo esponjoso forma-se por ossificação intramembranosa, e o tecido ósseo compacto origina-se por meio da ossificação endocondral.
   E) Durante a ossificação endocondral um molde de cartilagem elástica sofre calcificação e, a partir da morte das células cartilaginosas, forma-se o tecido ósseo.

5. Diferentes tipos de tecido adiposo podem ser encontrados no organismo animal, inclusive no da espécie humana. A respeito desses tecidos, é possível afirmar:

   A) A gordura branca exerce apenas prejuízos ao corpo humano, pois promove o surgimento de doenças como obesidade, pressão alta e diabetes.
   B) O tecido adiposo multilocular não é inervado e nem vascularizado, dependendo do líquido sinovial para a troca de nutrientes e gases respiratórios.
   C) A gordura marrom é encontrada apenas em animais que hibernam ou entram em torpor, dissipando energia e atuando como fonte de calor.

**D** A principal característica que diferencia o tecido adiposo unilocular do multilocular é a quantidade e a forma de distribuição de suas fibras.

**E** O tecido adiposo unilocular pode atuar como isolante térmico, isolante mecânico, reserva energética e órgão secretor.

## Desenvolvendo a cognição

### Reflexão

1. Tumores estruturalmente benignos, como pólipos do intestino, podem evoluir para formas agressivas de tumores epiteliais (carcinoma) e tornarem-se capaz de invadir o tecido conjuntivo, provocando a metástase – disseminação das células tumorais por meio dos vasos sanguíneos e linfáticos para todo o corpo. Para que isso ocorra, é necessário que as células cancerosas não só mudem seu comportamento molecular, mas também que consigam desvencilhar-se de barreiras de proteção do tecido conjuntivo. Pesquise sobre as etapas desse processo e liste quais estruturas e células do tecido conjuntivo poderiam evitar a metástase. Discuta suas anotações com seu grupo de estudos.

2. A pele humana é composta por diferentes camadas de tecido epitelial e conjuntivo. Identifique esses tecidos na representação esquemática disponível na Figura 4.34 e observe as estruturas que os compõem. Em seguida, procure relacionar tais estruturas com procedimentos estéticos ou relacionados à saúde. Busque compreender ao menos dois dos seguintes tópicos: o funcionamento de diferentes métodos de depilação; o aspecto das cicatrizes em nosso corpo; as habilidades

táteis e sensibilidade a dor; o funcionamento do protetor solar; a fixação do pigmento das tatuagens.

**Figura 4.34** – Modelo anatômico da pele humana.

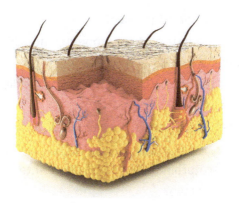

Anton Nalivayko/Shutterstock

## Laboratório

1. Hemogramas são exames que avaliam a quantidade de células sanguíneas de uma amostra de sangue, a fim de diagnosticar uma doença ou controlar sua evolução. Converse com seus familiares e descubra se alguém ainda tem um resultado de hemograma antigo. Analise os tipos de células e suas quantidades e procure fazer um diagnóstico. O resultado obtido indica que essa pessoa está saudável ou ele apresenta alguma alteração? Em seguida, converse novamente com a pessoa que realizou o exame e compare seu diagnóstico com os sintomas que ela apresentava na época. Seu diagnóstico foi o mesmo que ela obteve em consulta médica?

## Acompanhe sua aprendizagem

O capítulo chegou ao fim. Confira a quais dos itens a seguir você atende e descubra se precisa retomar algum assunto.

- ☐ Caracteriza o tecido conjuntivo?
- ☐ Identifica a variedade e os componentes dos diferentes tecidos conjuntivos?
- ☐ Reconhece o tecido conjuntivo propriamente dito, suas variáveis e suas funções?
- ☐ Identifica os tecidos conjuntivos especializados e suas funções?
- ☐ Diferencia estruturalmente e fisiologicamente os tecidos cartilaginoso e ósseo?
- ☐ Diferencia os processos de ossificação?
- ☐ Compreende o processo de hematopoese?
- ☐ Identifica as células sanguíneas?
- ☐ Reconhece os tecidos conjuntivos ao observar lâminas histológicas?

CAPÍTULO 5

# TECIDO MUSCULAR,

Junto aos ossos e às articulações, nossos músculos são responsáveis por todos os movimentos que nosso organismo é capaz de fazer, inclusive os de locomoção, de bombeamento do sangue e de digestão. Independentemente de serem movimentos voluntários ou não, os músculos conseguem realizá-los em razão de sua capacidade de contração e relaxamento derivada dos inúmeros filamentos de proteínas contráteis presentes no citoplasma de suas células.

Existem três tipos de tecidos musculares que compõem nossos órgãos e musculatura esquelética: o muscular estriado esquelético, o muscular estriado cardíaco e o muscular liso. Todos eles são formados por células alongadas, de origem mesodérmica e com capacidade de contração. No entanto, cada um apresenta suas particularidades e funções específicas.

## 5.1 Características gerais, funções, composição e classificação do tecido muscular

Para compreender os diferentes tipos de tecido muscular, é necessário saber previamente algumas características básicas desse tecido, tais como a estrutura de suas células e a nomenclatura utilizada durante sua descrição. Isso porque termos específicos costumam ser utilizados para descrever as células musculares e suas partes, podendo elas próprias ser chamadas de *fibras musculares*, por exemplo.

> ⚠️ **Importante**
>
> No caso do tecido muscular, as fibras são unidades vivas e funcionais, diferentemente daquelas dos tecidos conjuntivos, que não apresentam vida e são estruturas extracelulares bem mais simples, formadas por componentes orgânicos, como colágeno e elastina, por exemplo.

Nesse sentido, vale lembrar que o prefixo *sarco* é utilizado no nome de várias estruturas do tecido muscular. Ao passo que *sarcolema* se refere à membrana plasmática, *sarcoplasma* é o nome atribuído ao citoplasma, *retículo sarcoplasmático*, ao retículo endoplasmático liso, e *sarcossoma*, às mitocôndrias dessas células. Tanto o retículo sarcoplasmático quanto o sarcolema podem apresentar importantes papéis no armazenamento de cálcio e na contração muscular.

Os três tipos de tecido muscular conhecidos variam de acordo com a organização, a velocidade de contração e o tipo de controle – voluntário ou involuntário. No entanto, de maneira comum, todos eles dependem da interação entre moléculas de actina e miosina, de variações na concentração de cálcio e da energia proveniente da hidrólise do ATP para funcionar.

As células estriadas, presentes tanto nos músculos esqueléticos quanto no músculo cardíaco, são assim chamadas por apresentarem estrias transversais escuras e claras, de maneira intercalada, que podem ser observadas por microscopia. Tal aspecto não é observado nas células musculares lisas, uma vez que seus miofilamentos não apresentam o mesmo grau e tipo de organização.

De um tecido muscular para o outro, as células diferem entre si em razão de tamanho, formato e modo de se organizar dentro do tecido. O tecido muscular liso e o tecido muscular esquelético apresentam fibras musculares constituídas por uma única célula alongada, e o tecido cardíaco é composto por fibras formadas por diversas células musculares justapostas.

Para manter sua complexa organização, o tecido muscular conta com filamentos intermediários de proteínas do tipo desmina e vementina, além de membranas compostas por tecido conjuntivo propriamente dito, que ajudam, inclusive, na contração coordenada de um feixe de fibras ou do músculo como um todo. Ao longo desse tecido conjuntivo, há vasos sanguíneos, linfáticos e nervos responsáveis por suprir as necessidades celulares das fibras do tecido muscular.

Os tecidos musculares podem armazenar a mioglobina em suas fibras, uma proteína vermelho-acastanhada, semelhante à hemoglobina, capaz de se ligar ao oxigênio e estocá-lo no sarcoplasma. Isso garante uma fonte rápida desse elemento tão importante para o metabolismo celular energético.

A força de um músculo é determinada pela quantidade, organização e espessura das fibras que o compõem. No entanto, vale ressaltar que nem sempre sua capacidade de contração máxima é utilizada. Muitas vezes, a força de contração de um músculo é regulada pelo número de fibras que receberam estimulação nervosa em determinado momento.

A estimulação nervosa, proveniente do sistema nervoso periférico, pode ocorrer em uma célula e ser transmitida para suas células vizinhas por meio de junções comunicantes ou pode ocorrer em diversas células de maneira simultânea.

Vamos compreender um pouco melhor cada um desses tecidos e sua morfofisiologia?

## 5.2 Músculo estriado esquelético

O tecido muscular estriado esquelético é aquele que, como o próprio nome já diz, está presente em diversos músculos do sistema esquelético (bíceps, tríceps, quadríceps, glúteos e outros), atuando – junto aos ossos e às articulações – na movimentação, locomoção e sustentação do nosso corpo.

Esse tecido é composto por células (ou fibras) cilíndricas multinucleadas, organizadas de maneira paralela e coordenadas pelo sistema nervoso, que atuam de acordo com nossa vontade. Por esse motivo, também é conhecido como *tecido muscular voluntário*.

Além das fibras musculares, o tecido muscular estriado esquelético conta com células satélites – bem menores, fusiformes e com um único núcleo –, que se encontram inativas, porém, se estimuladas durante uma lesão, podem realizar mitoses e tornar-se responsáveis pela regeneração muscular. Essas células estão posicionadas em torno das células musculares, dentro da lâmina basal, e, em casos de hipertrofia muscular por exercício físico, fundem-se às fibras musculares.

A fusão de células é um fenômeno importante não só para a hipertrofia, mas também para a constituição do tecido muscular esquelético, uma vez que todas as suas fibras são formadas a partir de células menores – os mioblastos – que se fundiram. Dessa forma, cada uma das fibras musculares desse tecido é, na verdade, um sincício, ou seja, uma massa citoplasmática multinucleada (Figura 5.1), na qual os diversos núcleos encontram-se em uma posição periférica – imediatamente sob a membrana plasmática celular (Ross; Pawlina, 2012).

**Figura 5.1** – Células multinucleadas do tecido muscular estriado esquelético humano

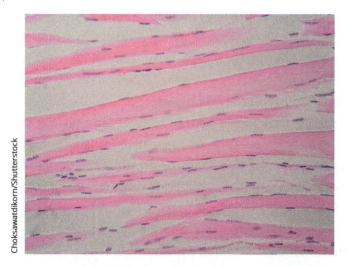

O tecido muscular estriado esquelético é bastante vascularizado, contendo capilares sanguíneos alinhados com as fibras musculares, além de nervos e vasos linfáticos acompanhando o tecido conjuntivo que compõem sua estrutura.

Existem três tipos de fibras musculares estriadas esqueléticas: brancas, vermelhas e intermediárias. De uma espécie para a outra e de um local do corpo para o outro, a distribuição dessas fibras pode variar, provocando, também, alteração na coloração da musculatura *in vivo*. No entanto, é comum que os três tipos estejam simultaneamente presentes nos músculos esqueléticos dos animais. Entre essas três fibras, a velocidade de contração, de degradação e de produção de moléculas de ATP pode variar.

A **fibra vermelha** é considerada uma fibra oxidativa lenta, resistente à fadiga, mas incapaz de gerar tanta tensão quanto as demais. Essas fibras costumam estar presentes em músculos cuja resistência por períodos longos se faz necessária – como no peito de aves migratórias e no corpo de maratonistas, por exemplo (Ross; Pawlina, 2012).

As **fibras intermediárias** são aquelas capazes de produzir energia mesmo com baixa quantidade de oxigênio, sendo consideradas fibras motoras rápidas e resistentes à fadiga, capazes de gerar alta tensão. Estão presentes em maior quantidade no corpo de atletas que necessitam de velocidade para atuar (Ross; Pawlina, 2012).

Já as **fibras brancas** – de coloração, na verdade, rosa clara – são as de contração mais rápida, porém, mais propensas à fadiga em razão da produção e do acúmulo de ácido láctico. São responsáveis pelo controle dos movimentos oculares e dos dedos e estão presentes em maior quantidade no corpo de levantadores de peso e atletas que exigem movimentos em tiros (rápidos e de curta distância) (Ross; Pawlina, 2012).

Indo do micro para o macro, a estrutura de um músculo passa por vários níveis de organização. No caso dos músculos esqueléticos, miofilamentos proteicos de actina e miosina, organizados sob a forma de sarcômeros em sequência, formam as miofibrilas. Estas, por sua vez, estão presentes no citoplasma de uma única célula muscular alongada, chamada de *fibra muscular*. As fibras musculares, unidas em feixes, compõem um fascículo, e vários desses juntos compõem a estrutura macroscópica de um músculo.

É importante ressaltar, ainda, que, para compor essa estrutura extremamente organizada (Figura 5.2), o tecido muscular associa-se ao tecido conjuntivo e conta com três membranas: o epimísio que circunda o músculo esquelético inteiro (tecido conjuntivo denso não modelado); o perimísio, que deriva do epimísio, formando septos que envolvem cada fascículo e; o endomísio, que envolve cada célula muscular (fibras reticulares e lâmina basal).

**Figura 5.2** – Representação esquemática da estrutura dos músculos estriados esqueléticos

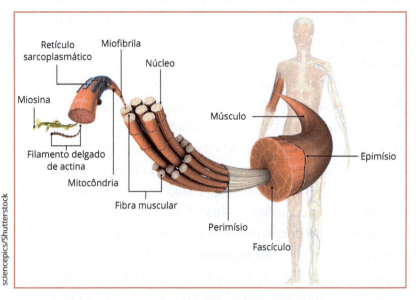

Embora a estrutura que compõe o tecido muscular estriado cardíaco e o muscular liso não seja a mesma apresentada, elas também têm um padrão de organização e estruturas similares, as quais serão posteriormente comentadas.

## 5.3 Músculo estriado cardíaco

O músculo estriado cardíaco é composto por células alongadas, com um ou dois núcleos centrais. Dispostas uma ao lado da outra, elas formam uma fibra cardíaca.

 **Importante!**

Já que uma fibra cardíaca não é uma estrutura unicelular, os termos *fibra cardíaca* e *célula cardíaca* não devem ser utilizados como sinônimo, como é possível nos demais músculos.

Cada célula cardíaca apresenta os mesmos tipos de miofilamentos que o tecido estriado esquelético em seu citoplasma. Inclusive, a organização desses filamentos contráteis de actina e miosina formam sarcômeros e permitem a observação de estrias transversais em cortes histológicos desse tecido. Assim, a contração desse tecido também ocorre por deslizamento de filamentos.

As fibras apresentam-se ramificadas, envolvidas por uma camada de tecido conjuntivo (endomísio), por uma rede de capilares sanguíneos, pelos nervos e pelo sistema autogerador do impulso cardíaco.

O tecido de controle involuntário compõe a estrutura muscular do coração (miocárdio) e parte da veia cava pulmonar e da veia cava superior, especialmente as áreas de junção dessas veias com o coração.

Em cada célula (cardiomiócito) de uma fibra cardíaca, os miofilamentos afastam-se ao passar pela região do núcleo. É nessa área central da célula que estão concentradas as organelas citoplasmáticas, em especial as inúmeras mitocôndrias e o complexo de Golgi, bem evidente. No entanto, para suprir o alto gasto energético desse tecido, grandes mitocôndrias também podem ser vistas em torno das miofibrilas, ocupando parte significativa do citoplasma.

As células cardíacas (Figura 5.3) são unidas entre si por junções intercelulares complexas presentes nos discos intercalares: zônulas de adesão, desmossomos e junções comunicantes. Essas junções são essenciais para que as células não se separem durante a contração (desmossomos), para ancorar os filamentos de actina na membrana plasmática (zônulas de adesão) e para a troca de íons que acontece durante as ondas de contração que percorrem células vizinhas (junções comunicantes).

Cada disco intercalar é posicionado de maneira transversal à fibra cardíaca, sendo facilmente percebido como uma estrutura densa e intensamente corada em lâminas histológicas desse tecido. Seu aspecto pode ser linear ou irregular, semelhante à forma de uma escada.

**Figura 5.3** – (A) Músculo cardíaco em corte longitudinal; (B) cardiómiócitos unidos por discos intercalares, evidenciando núcleo central e grânulos de lipofucsina no espaço perinuclear; (C) cardiomiócitos em corte transversal, exibindo um núcleo central corado em azul

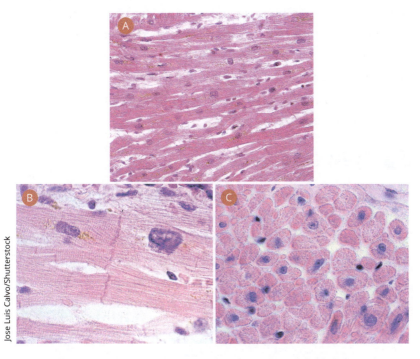

As células cardíacas apresentam uma quantidade abundante de mioglobina, proteína capaz de estocar e transportar oxigênio intracelular no tecido muscular. Além disso, armazenam glicogênio e pequenas gotículas de triglicerídeos, que atuam como estoque de glicose e energia para casos de necessidade.

As células musculares cardíacas dos átrios são relativamente menores que as dos ventrículos e, ao redor de seu núcleo, podem apresentar grânulos repletos de polipetídeos (peptídeo natriurético atrial – PNA). Esses peptídeos exercem influência na pressão sanguínea e no volume sanguíneo ao atuarem nos túbulos renais, minimizando sua capacidade de reabsorver água e sódio e diminuindo a pressão arterial.

No caso do coração, os estímulos nervosos recebidos pelas células nervosas simpáticas e parassimpáticas não iniciam a contração muscular, sendo capazes apenas de modificar a frequência de contração das miofibrilas e, consequentemente, do batimento cardíaco. Dessa maneira, a atividade de contração nesse tecido é considerada miogênica, ou seja, rítmica e intrínseca, espontânea de cada célula.

 **Preste atenção!**

Uma vez que não apresentam células similares às células satélites do músculo esquelético, o potencial de regeneração das células cardíacas conhecido é mínimo. Quando uma lesão ocorre no tecido muscular cardíaco, as células contráteis morrem e são substituídas por tecido conjuntivo fibroso, tornando possível, assim, diagnosticar um infarto do miocárdio mesmo depois de seu acontecimento.

## 5.4 Músculo liso

O tecido muscular liso (Figura 5.4) é composto por fibras alongadas, com as extremidades afiladas e núcleo único em forma de bastão – no caso do tecido muscular liso, o termo *fibra* também representa uma única célula, assim como no tecido esquelético e ao contrário do tecido cardíaco. As fibras musculares lisas encontram-se revestidas por uma membrana basal e unidas por uma rede de fibras reticulares. Tais células não apresentam estriações transversais, o que caracteriza o aspecto liso sugerido pelo nome desse tecido.

**Figura 5.4** – Aspecto do tecido liso da parede uterina em menor aumento (esquerda) e células musculares lisas do intestino delgado, evidenciando seu núcleo alongado (direita)

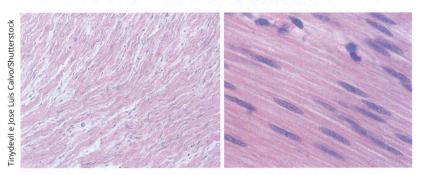

Em torno do núcleo central (que pode assumir formato pregueado quando a célula se contrai), podem ser observadas mitocôndrias, grânulos de glicogênio e outras organelas, como ribossomos livres, complexo de Golgi e retículo endoplasmático rugoso. Além disso, corpos densos, importantes para a contração dessas células, podem ser observados tanto em seu citoplasma quanto em suas membranas.

As células musculares lisas podem estar dispostas individualmente ou sobrepostas em camadas. Em órgãos, como o intestino, que realizam movimentos de peristalse para empurrar seu conteúdo para a frente, frequentemente são observadas camadas de células dispostas de maneira perpendicular entre si. Essa organização possibilita a realização de ondas de contração sucessivas.

O tecido muscular liso compõe órgãos de controle involuntário presentes no sistema digestório e urogenital – como intestino, bexiga e útero – além de estar presente na parede de vasos sanguíneos, na região ocular, nos ductos de glândulas compostas e em pequenos feixes na derme.

Células musculares lisas são capazes de sintetizar fibras reticulares, elásticas e proteoglicanos, principalmente quando situadas na parede de vasos sanguíneos.

 **Importante!**

O tecido muscular liso é o que apresenta melhor capacidade de regeneração entre os três tecidos musculares. Nesse caso, as células lisas não dependem do tecido conjuntivo ou de células satélites, sendo capazes de entrar em mitose e regenerar o tecido sozinhas. A exceção são os vasos sanguíneos, que contam com os pericitos do tecido conjuntivo para se regenerar.

As células musculares lisas podem aumentar tanto em número (hiperplasia) quanto em tamanho (hipertrofia). No útero gravídico elas costumam proliferar-se sob controle hormonal, ao passo que nos vasos sanguíneos e no trato digestivo elas se dividem regularmente, substituindo células velhas ou danificadas.

## 5.5 Contração muscular

A contração muscular pode ser um processo difícil de entender. Para tentar facilitar as coisas, vamos primeiro compreender as estruturas envolvidas nesse processo.

Começaremos utilizando o tecido muscular estriado esquelético como modelo para apresentar a estrutura do sarcômero, a unidade contrátil presente nos dois tecidos musculares estriados.

Em seguida, traremos aspectos específicos relacionados à estimulação nervosa das fibras. A liberação e a interação dos íons $Ca^{2+}$ com os miofilamentos serão abordadas de maneira individualizada.

### 5.5.1 Estrutura e mecanismo de ação do sarcômero

As **fibras musculares** que compõem nossos músculos estriados podem variar de poucos milímetros a vários centímetros. Ao longo de toda a extensão de seu citoplasma, são observadas as **miofibrilas** – contráteis e cilíndricas – formadas por diversos **miofilamentos** de actina, miosina e proteínas associadas. Esses miofilamentos formam os **sarcômeros**, que, em sequência, promovem a aparência estriada observada ao microscópio óptico (Figura 5.5).

**Figura 5.5** – Musculatura esquelética em corte longitudinal e as estriações provocadas pelo arranjo de suas miofibrilas – Bandas A (escuras) e bandas I (claras)

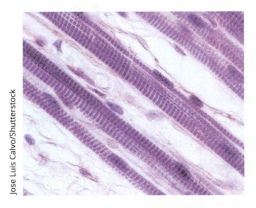

Jose Luis Calvo/Shutterstock

Cada sarcômero (Figura 5.6) é uma unidade de contração básica do músculo estriado, capaz de se contrair e retornar à posição inicial por meio do deslizamento de filamentos delgados de actina em relação aos filamentos fixos e espessos de miosina.

**Figura 5.6** – Representação esquemática da estrutura de um músculo estriado esquelético evidenciando o sarcômero como unidade de contração básica

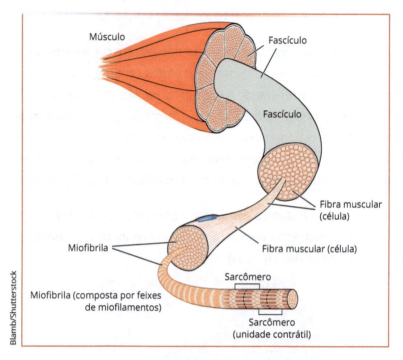

Diversas proteínas estão envolvidas na manutenção da organização estrutural do sarcômero. Entre elas, podemos citar cinco tipos principais: titina, α-actinina, Cap Z, nebulina e tropomodulina (Gartner; Hiatt, 2007).

Graças a essas proteínas, os filamentos de actina e miosina encontram-se distribuídos de maneira simétrica e paralela uns em relação aos outros, formando diferentes regiões e bandas

(Figura 5.7). Elas podem ser observadas como faixas e linhas, claras e escuras, conforme a disposição dos miofilamentos (Quadro 5.1).

**Figura 5.7** – Estrutura em bandas e linhas do sarcômero

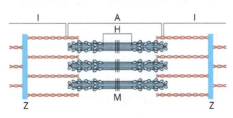

**Quadro 5.1** – Regiões do sarcômero: composições e forma de apresentação

| Região do sarcômero | Descrição |
|---|---|
| Disco ou linha Z | Compõe as extremidades laterais de cada sarcômero e, por isso, aproximam-se durante as contrações. É composta principalmente pela proteína α-actinina. Podem ser observados como uma linha escura que divide cada uma das bandas I da miofibrila. |
| Banda I (isotrópica) | Região com predomínio de filamentos finos de actina que se originam no disco Z e se projetam para o meio dos sarcômeros adjacentes. Observada como duas faixas claras em torno do disco Z. |
| Banda A (anisotrópica) | Composta por filamentos espessos de miosina, pode ser observada como faixas escuras que compõem a maior parte do sarcômero. Em suas extremidades, os filamentos de miosina aparecem intercalados e paralelos aos filamentos de actina. Não tem sua largura alterada durante a contração. |
| Banda H | Região clara situada ao meio da banda A, desprovida de filamentos de actina e composta principalmente pela enzima creatina cinase, que atua no metabolismo do ATP. |
| Linha M | Linha escura que divide a banda H e mantém os filamentos de miosina conectados entre si. |

Fonte: Elaborado com base em: Gartner; Hiatt, 2007; Junqueira; Carneiro, 2004; Kierszenbaum; Tres, 2016.

Os miofilamentos delgados do sarcômero são compostos por duas cadeias de actina F enroladas, em configuração de hélice dupla (Figura 5.8). A actina F, por sua vez, é um polímero composto por várias unidades globulares de actina G, sendo estas capazes de interagir com a miosina. Em torno da hélice dupla de actina, há, ainda, complexos de troponina, presos a filamentos de tropomiosina, que atuam na interação com os íons cálcio.

**Figura 5.8** - Representação esquemática de um filamento delgado (actina) do sarcômero em diferentes concentrações de íons cálcio

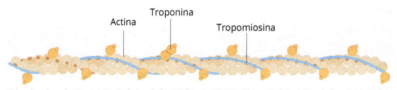

Músculo relaxado. Concentração baixa de íons $Ca^{2+}$, tropomiosina bloqueando os sítios de ligação da actina.

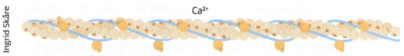

Músculo contraído. Íons $Ca^{2+}$ interagindo com a troponina e movendo a tropomiosina, provocando a exposição dos sítios de ligação da actina.

Os miofilamentos de miosina são espessos e compostos principalmente pela miosina II, uma proteína formada por duas cadeias pesadas e dois pares de cadeias leves. A cadeia leve corresponde a maior parte da molécula, e as cadeias pesadas contêm saliências (cabeças) nas quais acontece a interação com a actina (Figura 5.9), as combinações com o ATP e a hidrólise, que libera energia para a contração muscular.

**Figura 5.9** – Interação entre os filamentos delgados (actina) e espessos (miosina) de um sarcômero

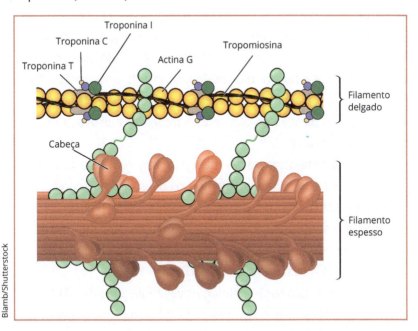

Em um músculo estriado relaxado, os miofilamentos não podem interagir, uma vez que o complexo troponina-tropomiosina bloqueia o sítio de ligação da actina. Além disso, não há energia disponível para a contração, havendo apenas moléculas de ATP ligadas às cabeças do filamento de miosina (Junqueira; Carneiro, 2004).

No entanto, com a liberação de íons $Ca^{2+}$ e a interação do cálcio com a troponina do filamento fino, a configuração espacial das troponinas muda e acaba movendo a tropomiosina. Assim, o sítio de ligação entre actina e miosina fica livre (Junqueira; Carneiro, 2004).

Durante a interação entre os filamentos delgados e espessos, a actina atua como cofator, ativando o complexo miosina-ATP. Com isso, o ATP sofre hidrólise e converte-se em ADP + Pi, liberando energia. A energia proveniente da quebra dessa ligação é convertida em energia mecânica, gerando uma força que movimenta a cabeça da miosina. Com a deformação do filamento espesso, o filamento delgado a ele aderido é empurrado, deslizando em direção ao centro do sarcômero e provocando a contração muscular.

Assim, durante a contração muscular, os miofilamentos não se encurtam. Na verdade, os filamentos delgados de actina deslizam entre os filamentos espessos de miosina (Figura 5.10), criando uma sobreposição entre os filamentos de actina e miosina e reduzindo as espessuras das bandas I e H, porém sem afetar a banda A (Gartner; Hiatt, 2007).

Por meio da respiração celular, novas moléculas de ATP são produzidas e liberadas na região do sarcômero. Assim que uma delas se liga à cabeça da miosina, a ponte entre a miosina e a actina é desfeita, fazendo com que a cabeça da miosina e os miofilamentos da actina voltem à sua posição inicial. Com o relaxamento da fibra, um novo ciclo de contração poderá acontecer.

**Figura 5.10** – O deslizamento dos miofilamentos delgados do sarcômero durante a contração muscular

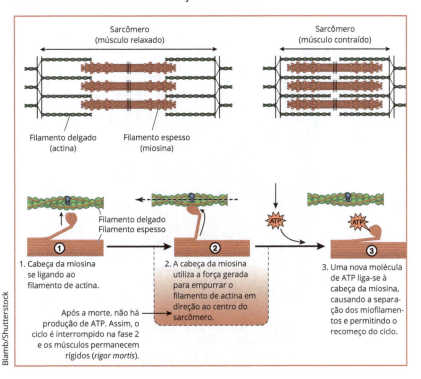

## 5.5.2 Contração muscular estriada esquelética

Os retículos sarcoplasmáticos (retículo endoplasmático liso) são as organelas celulares responsáveis pelo armazenamento intracelular de cálcio e regulação da contração muscular por meio do sequestro (relaxamento) e da liberação (contração) desses íons no tecido muscular estriado. Esse retículo forma uma rede que envolve feixes de miofilamentos, encontrando-se associado ao sistema de túbulos T da fibra muscular (Figura 5.11).

**Figura 5.11** – Diagrama da organização da fibra muscular estriada esquelética evidenciando a estrutura do retículo sarcoplasmático e do sistema de túbulos T

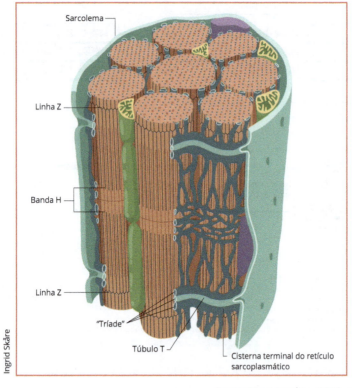

Fonte: Ross; Pawlina, 2012, p. 328.

O sistema T, composto por túbulos transversais derivados da membrana plasmática, forma uma tríade em conjunto com duas cisternas do retículo sarcoplasmático na região do encontro entre as bandas A e I do sarcômero. Esses túbulos recebem a onda de despolarização provocada por estímulos nervosos e a transmitem para as cisternas do retículo sarcoplasmático adjacente.

Assim, quando o estímulo nervoso (oriundo do sistema nervoso somático) atinge a membrana do retículo sarcoplasmático, ele se despolariza, abrindo seus canais de cálcio e liberando os íons $Ca^{2+}$ armazenados, de maneira passiva, dentro da fibra muscular. Esse cálcio interage com a troponina dos filamentos delgados e permite a formação de pontes entre a actina e a miosina, desencadeando o deslizamento dos filamentos delgados que compõem o sarcômero e a contração muscular.

Quando o estímulo é interrompido, sua membrana torna-se novamente polarizada e o cálcio retorna para o retículo, descontinuando a atividade contrátil da fibra muscular, que, assim, relaxa.

 **Importante!**

É relevante lembrar que o tecido conjuntivo exerce um importante papel na contração muscular estriada esquelética e na movimentação do corpo. Isso porque, além de ajudar a transmitir as forças de contração musculares aos ossos, ele também compõe o perimísio – a membrana de tecido conjuntivo que envolve o fascículo de fibras musculares. É no perimísio que se encontram os nervos que compõem a placa motora (em conjunto com a superfície da fibra muscular) e trazem o impulso elétrico do sistema nervoso central para os músculos (Junqueira; Carneiro, 2004).

### 5.5.3 Contração muscular estriada cardíaca

O tecido muscular estriado cardíaco também apresenta sarcômeros como unidade contrátil. Dessa forma, os miofilamentos de actina e miosina têm estruturas e mecanismos de ação similares àqueles já vistos na seção anterior.

No entanto, as fibras cardíacas diferem das esqueléticas em sua estrutura em razão das contrações mais lentas, involuntárias e duradouras, provocadas de maneira espontânea por suas células e reguladas por impulsos nervosos oriundos do sistema nervoso autônomo simpático (aumentam a frequência dos batimentos) e parassimpático (diminuem a frequência).

O nodo sinoatrial, conhecido popularmente como *marca-passo*, situa-se na junção da veia cava superior e o átrio direito, sendo composto por células especializadas capazes de se despolarizar, espontaneamente, cerca de 70 vezes por minuto. A partir do marca-passo, os impulsos são transmitidos para o nodo atrioventricular, logo acima da válvula tricúspide. Vai, assim, para o miocárdio dos ventrículos a partir de fibras atrioventriculares e de lá para a parte superior do coração por meio das fibras de Purkinje do endocárdio (Figura 5.12) (Gartner; Hiatt, 2007).

**Figura 5.12** – Representação esquemática dos impulsos elétricos gerados pelo nodo sinoatrial ao longo da estrutura cardíaca

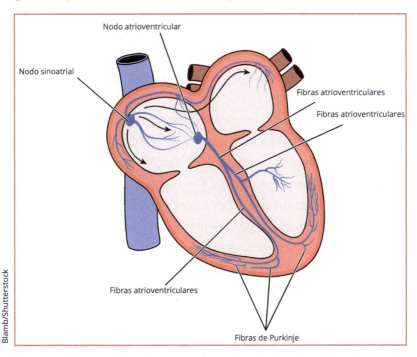

As fibras de Purkinje são células cardíacas modificadas, ricas em glicogênio, maiores e com menos miofibrilas que as fibras cardíacas comuns, que estão organizadas em feixes e – junto ao restante do sistema gerador e condutor de impulsos do coração – garantem a coordenação da contração cardíaca, tão importante para o bombeamento sanguíneo.

Embora seja capaz de gerar e conduzir os impulsos elétricos de maneira autônoma para que suas fibras se contraiam, elas também dependem de cálcio.

Os retículos sarcoplasmáticos desse tecido são menores e mais simples que os do músculo esquelético, não formando tríades e sendo capazes de armazenar uma quantidade menor de cálcio.

Dessa forma, o cálcio extracelular que entra pelos túbulos T é de grande importância para o início de um ciclo de contração. Embora haja apenas um túbulo T por sarcômero (na região da linha Z) (Figura 5.13), esse túbulo é maior que o visualizado no tecido muscular esquelético. Conforme ocorre a entrada de íon $Ca^{2+}$ do meio extracelular para dentro dos túbulos T, sua membrana é despolarizada, promovendo a abertura dos canais de cálcio e o transporte do cálcio que passa pela luz do túbulo para o retículo sarcoplasmático. O retículo, por sua vez, abre seus canais e libera ainda mais cálcio. Esse mecanismo é chamado de *liberação de cálcio desencadeada pelo cálcio* e é responsável por permitir as etapas de interação entre os miofilamentos do sarcômero já apresentadas.

**Figura 5.13** – Organização de uma fibra muscular cardíaca – Túbulos T revestidos e situados na linha Z do sarcômero

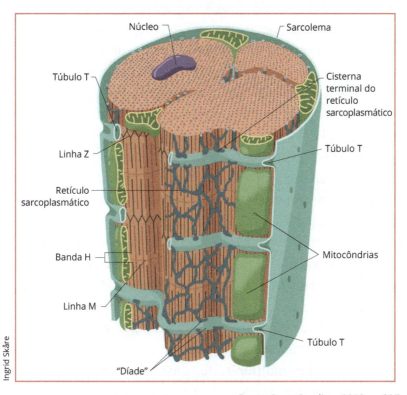

Fonte: Ross; Pawlina, 2012, p. 337.

A saída dos íons de potássio pode ajudar na polarização das fibras musculares e no estabelecimento do potencial do repouso novamente. No caso das células musculares cardíacas, a evasão desses íons ocorre de maneira mais lenta que no tecido muscular esquelético, permitindo um potencial de ação prolongado e, consequentemente, uma contração mais longa (Gartner; Hiatt, 2007).

### 5.5.4 Contração muscular lisa

A contração dos músculos lisos é involuntária e pode ser iniciada por estímulos mecânicos (estiramento) e elétricos, ambos capazes de provocar a abertura de canais de cálcio, ou químicos, e dependentes de mensageiros secundários. No caso do útero, por exemplo, hormônios como o estrógeno e a progesterona atuam na contração e no relaxamento, respectivamente, de suas fibras musculares lisas.

O controle nervoso dos músculos lisos é feito por células do sistema nervoso simpático e do parassimpático – que estão sujeitas a controle por acetilcolina e noradrenalina. A partir desses estímulos, a musculatura pode contrair-se tanto de maneira lenta, como ocorre no trato digestivo, quanto de maneira rápida, conforme observado na musculatura da íris que controla a dilatação da pupila (Junqueira; Carneiro, 2004; Ross; Pawlina, 2012).

De acordo com a forma de contração de suas células, o músculo liso pode ser classificado em três tipos: multiunitário, unitário ou intermediário.

O **músculo liso multiunitário**, presente na íris e nos canais deferentes, tem células com inervação própria, portanto capazes de se contrair de maneira independente das outras. Já no **músculo liso unitário**, também conhecido como *vascular* ou *visceral*, as células atuam como uma unidade, contraindo e relaxando juntas. Trata-se, por exemplo, do caso da musculatura do tubo digestivo e do útero, que apresentam poucas células inervadas e, portanto, dependem da comunicação entre as fibras para realizar seus movimentos de contração.

Essa comunicação pode ser feita através das junções comunicantes presentes nas células musculares lisas, mas também das fibras reticulares que as envolvem e são capazes de aproveitar a força de contração de uma célula, transmitindo-a para outra. A comunicação entre as células de um feixe ou de determinada camada de células do tecido muscular liso permite que a atividade de contração ocorra de maneira coordenada.

Há, também, vários músculos lisos que têm uma organização **intermediária**. Nesses casos, uma quantidade significativa de células tem sua própria inervação, e outras dependem das junções comunicantes para serem estimuladas.

## Mecanismo de contração

Como não apresentam sarcômeros, túbulos T nem retículos sarcoplasmáticos bem desenvolvidos, as fibras musculares lisas se contraem por um mecanismo diferenciado: mais lento e com menor gasto energético, porém também dependente de cálcio e de filamentos proteicos.

A membrana plasmática (ou sarcolema) dessas células apresenta depressões chamadas *cavéolas*, nas quais íons $Ca^{2+}$ que darão início às contrações ficam armazenados. Ao receber estímulos de nervos autônomos, o cálcio migra das cavéolas para o citoplasma, onde se combina com uma proteína chamada *calmodulina*. Ao formar-se, o complexo $Ca^{2+}$-calmodulina ativa uma enzima quinase que fosforila a cadeia leve reguladora da miosina II e permite sua interação com a actina.

Esse filamento apresenta uma estrutura diferente daquela dos sarcômeros. Nesse caso, sua configuração é polar-lateral e permanece enrodilhada até que ocorra sua fosforilação (Figura 5.14). A miosina, então, distende-se e assume configuração ideal para interagir com moléculas de ATP e com filamentos de actina. Esse filamento de miosina apresenta uma estrutura diferente daquela dos sarcômeros. Nesse caso, sua configuração é polar-lateral, e sua estrutura permanece enrodilhada até que ocorra a fosforilação (Figura 5.14). Então, a miosina distende-se e assume configuração ideal para interagir com moléculas de ATP e com filamentos de actina. Com a hidrólise do ATP, a cabeça do filamento de miosina se inclina, produzindo a contração do complexo actina-miosina.

**Figura 5.14** – Ativação de uma molécula de miosina da célula muscular lisa

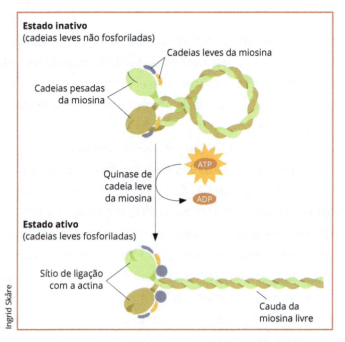

Fonte: Gartner; Hiatt, 2007, p. 187.

**Preste atenção!**

Esse filamento de miosina apresenta uma estrutura diferente daquela dos sarcômeros: sua configuração é polar-lateral e sua estrutura permanece enrodilhada até que ocorra sua fosforilação (Figura 5.14). Então, a miosina distende-se e assume configuração ideal para interagir com moléculas de ATP e com filamentos de actina. Com a hidrólise do ATP, a cabeça do filamento de miosina se inclina, produzindo a contração do complexo actina-miosina.

As fibras musculares lisas contam com estruturas exclusivas que atuam na amplificação da sua contração: os corpos densos, formados por α-actinina. Situados no citoplasma ou associados na membrana plasmática, essas estruturas atuam como pontos de inserção de filamentos de actina e miosina e filamentos intermediários, formando redes ramificadas e interligadas que repassam a força de contração gerada pelo complexo actina-miosina para a célula como um todo.

Isso ocorre porque, ao serem puxados pelos filamentos em contração, os corpos densos mudam o formato celular e encurtam o eixo da fibra. Por esse motivo, são considerados análogos às linhas Z dos músculos estriados.

Por fim, após a contração celular ocorrer, quando os níveis de cálcio diminuem, o complexo calmodulina-$Ca^{2+}$ dissocia-se e, como consequência, o sítio de ligação da miosina para a actina torna-se indisponível, submetendo a fibra muscular ao relaxamento (Gartner; Hiatt, 2007).

## Síntese

O tecido muscular apresenta contrações voluntárias ou involuntárias, dependentes da hidrólise de ATP, de filamentos de actina e miosina e da concentração de cálcio para se contrair e possibilitar as movimentações dos órgãos, bem como a movimentação e a locomoção do corpo de forma geral. Esses tecidos apresentam, em sua estrutura, vasos sanguíneos, vasos linfáticos, inervação, estoque de mioglobina e oxigênio, além de membranas conjuntivas.

De acordo com sua localização, estrutura e forma de contração, os tecidos musculares são classificados como estriado esquelético, estriado cardíaco e liso.

O tecido muscular esquelético é composto por fibras alongadas e multinucleadas que apresentam estrias transversais em sua estrutura, em razão da organização dos filamentos delgados de actina e dos filamentos pesados de miosina em unidades contráteis chamadas *sarcômeros*. Durante a contração esquelética, o cálcio liberado pelo retículo sarcoplasmático e pelo sistema T interage com a troponina do filamento delgado, liberando o sítio de ligação entre actina e miosina e permitindo a hidrólise de ATP, bem como o deslizamento dos filamentos delgados entre os filamentos espessos do sarcômero, aproximando as linhas Z e encurtando a fibra muscular. Para que o cálcio seja liberado das estruturas que o armazenam, é preciso que o sistema nervoso central envie estímulos nervosos para as placas motoras localizadas na superfície das fibras musculares.

O tecido muscular cardíaco esquelético apresenta fibras compostas por diversas células unidas por discos intercalares com junções intercelulares em sua estrutura. Como esse tecido também tem sarcômeros, sua forma de contração é similar à do esquelético, porém, bastante dependente do cálcio extracelular, uma vez que não apresenta túbulos T e retículo sarcoplasmático tão abundantes. Além disso, o tecido muscular estriado cardíaco é capaz de iniciar suas contrações de maneira independente e intrínseca, por intermédio de células especializadas do nodo sinoatrial. Ele sofre influência do sistema nervoso (simpático e parassimpático) apenas no controle da frequência de suas contrações e, consequentemente, dos batimentos cardíacos.

O tecido muscular liso pode ser encontrado em órgãos do sistema digestório, urogenital, vasos sanguíneos e em pequenos feixes na derme. Esse tecido tem contração involuntária e lenta, dependente de estímulos químicos, elétricos ou físicos (estiramento) para se contrair. Como não apresenta sarcômeros, a forma de contração de suas fibras – alongadas, unicelulares e com as extremidades afiladas – ocorre de maneira diferenciada. Assim, o cálcio – armazenado e liberado por cavéolas presentes na membrana sarcoplasmática – interage com proteínas, formando o complexo $Ca^{2+}$-calmodulina. Tal complexo é capaz de fosforilar e distender o filamento de miosina, que acaba por interagir com os filamentos delgados de actina. Juntos, os filamentos de actina e miosina se contraem e, por meio de corpos densos organizados em rede, podem ter tal contração transmitida para toda a célula.

## Conhecimento aplicado

1. Assinale a alternativa que indica, respectivamente, a estrutura das fibras musculares do coração, do bíceps e da bexiga:

    **A** única célula multinucleada / diversas células alongadas de extremidade afilada / sincícios unicelulares unidos por discos intercalares.

    **B** sincícios multinucleados / diversas células unidas por discos intercalares / única célula alongada e de extremidade afilada.

    **C** diversas células unidas por discos intercalares / sincícios com vários núcleos periféricos / única célula alongada e de extremidade afilada.

    **D** célula única dividida em porções por discos intercalares / sincícios com vários núcleos periféricos / várias células alongadas e de extremidade afilada em sequência.

    **E** única célula alongada e de extremidade afilada / diversas células unidas por discos intercalares / única célula multinucleada.

2. São estruturas responsáveis pelo armazenamento e pela liberação de íons $Ca^{2+}$ durante a contração muscular:

    **A** retículo sarcoplasmático, túbulos T e cavéolas.

    **B** canais de cálcio, cavéolas e retículo sarcoplasmático.

    **C** túbulos T, canais de cálcio e retículo sarcoplasmático.

    **D** cavéolas, retículo endoplasmático rugoso e meio extracelular.

    **E** retículo endoplasmático rugoso, membrana plasmática e sistema T.

3. Todos os tipos de tecido muscular:

   **A** possuem alta capacidade de regeneração.
   **B** possuem sarcômero e retículo sarcoplasmático.
   **C** apresentam nervos, vasos sanguíneos e linfáticos.
   **D** estocam cálcio por meio das moléculas de mioglobina.
   **E** iniciam suas contrações a partir de impulsos nervosos.

4. As ondas peristálticas são movimentos capazes de empurrar o conteúdo de uma estrutura tubular adiante. Eles podem ser observados, por exemplo, no intestino e nas tubas uterinas. Tais movimentos são possíveis em razão da estrutura do:

   **A** sarcômero do tecido muscular visceral, que apresenta filamentos de actina e miosina com estrutura diferenciada.
   **B** sistema nervoso somático, que atua de maneira direta e individualizada sobre as fibras musculares desses órgãos.
   **C** tecido muscular estriado esquelético, que, além das movimentações voluntárias, também realiza a peristalse.
   **D** tecido muscular estriado cardíaco, que envia sangue com maior pressão para os vasos sanguíneos desses músculos.
   **E** tecido muscular liso, que neste caso apresenta fibras organizadas em camadas perpendiculares que se contraem em sequência.

5. A respeito da contração dos músculos estriados, analise as assertivas a seguir e indique V para as verdadeiras e F para as falsas:

   ( ) Tanto o músculo estriado cardíaco quanto o músculo estriado esquelético têm sarcômeros como sua unidade contrátil.

( ) Durante a contração desses músculos, os filamentos delgados de actina deslizam entre os filamentos grossos de miosina.

( ) Em fibras estriadas, o cálcio interage com o complexo de troponina presente nos filamentos delgados, liberando o sítio de ligação da actina para a miosina.

( ) As contrações das fibras estriadas cardíacas são realizadas por meio do sistema gerador e condutor de impulsos do coração, de maneira independente de ATP.

( ) As contrações do tecido muscular estriado esquelético ocorrem de maneira voluntária, lenta e dependente de íons de potássio.

## Desenvolvendo a cognição

### Reflexão

1. Com a preocupação pelo corpo perfeito, muitas pessoas buscam o auxílio de substâncias anabolizantes e suplementos alimentares a fim de desenvolver seus músculos. Pesquise a respeito do processo de hipertrofia muscular a partir de exercícios físicos e do efeito dessas diferentes substâncias no corpo humano. Elas podem trazer benefícios, prejuízos ou nenhum efeito ao organismo? Em que casos a utilização de anabolizantes e suplementos pode ser indicada por profissionais da saúde? Traga sua pesquisa e debata com sua equipe de estudos sobre a melhor maneira de ter um corpo saudável e bonito.

2. O músculo estriado cardíaco, diferentemente dos outros tipos musculares, é capaz de iniciar a contração de suas fibras de maneira independente do sistema nervoso. Trata-se

de uma contração intrínseca e rítmica iniciada no nodo sinoatrial. No entanto, certas situações, como emoções fortes, podem provocar alterações na frequência dessas contrações. Pesquise mais sobre a geração e a condução do impulso cardíaco e identifique em quais casos a contração desse músculo pode depender de marca-passos e outras tecnologias médicas.

**Laboratório**

1. O Brasil é conhecido mundialmente como o "país do futebol". A prática desse esporte já provocou lesões em importantes jogadores, mas também em inúmeros "atletas de final de semana". Entre essas lesões (que podem ocorrer no tendão, em ligamentos e nos músculos), as mais comuns são as musculares. Pesquise sobre a lesão de famosos ou converse com algum conhecido que tenha passado pelo mesmo problema. Tente entender o tipo de movimento que o lesionou e, em seguida, escreva um pequeno trecho capaz de explicar as prováveis consequências musculares no momento da lesão e durante a recuperação.

## Acompanhe sua aprendizagem

O capítulo chegou ao fim. Confira a quais dos itens a seguir você atende e descubra se precisa retomar algum assunto.

- ☐ Identifica os diferentes tecidos musculares e suas características comuns?
- ☐ Reconhece anatômica e fisiologicamente o músculo estriado esquelético?

- ☐ Reconhece anatômica e fisiologicamente o músculo estriado cardíaco?
- ☐ Reconhece anatômica e fisiologicamente o músculo liso?
- ☐ Compreende o processo de contração muscular?
- ☐ Identifica estruturas responsáveis pelo início da contração muscular?
- ☐ Diferencia a contração dependente do sarcômero daquela dependente de calmodulina?

CAPÍTULO 6

# TECIDO NERVOSO,

Em conjunto com o sistema endócrino, o sistema nervoso controla e integra as atividades de inúmeras estruturas que compõem o corpo humano. Essa integração é feita a partir de ondas de excitação – conhecidas como *impulsos nervosos* –, que contam com potenciais elétricos para ser geradas e com neurotransmissores para ser conduzidas adiante.

O sistema nervoso é composto por um tecido que se encontra em praticamente todo o organismo, disposto de maneira ramificada e interligada, como em uma rede de comunicação: o tecido nervoso. Vamos compreender um pouco mais sobre a organização desse sistema e o funcionamento e a estrutura desse tecido?

## 6.1 Organização do sistema nervoso humano

Ao longo deste capítulo, diversas vezes serão mencionadas as estruturas e as subdivisões do sistema nervoso. Dessa forma, para não restar dúvidas, faremos uma breve introdução sobre a organização desse sistema e as estruturas que o formam.

O sistema nervoso humano subdivide-se anatomicamente (Figura 6.1) em sistema nervoso central (SNC) e sistema nervoso periférico (SNP). Atente para essas duas siglas, pois as utilizaremos ao longo do estudo.

**Figura 6.1** – Sistema nervoso humano e sua organização anatômica

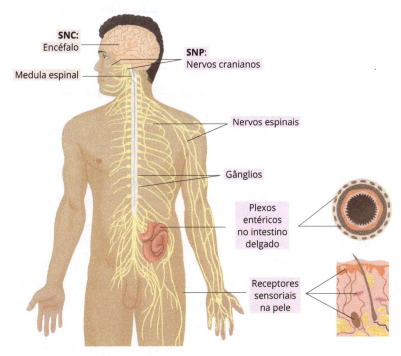

Fonte: Tortora; Nielsen, 2013, p. 615.

O **sistema nervoso central** deriva do tubo neural e é composto pelo **encéfalo** (cérebro, cerebelo e tronco encefálico) e pela **medula espinal**. Essas estruturas são contínuas e de extrema importância vital, sendo protegidas, respectivamente, pelos ossos do crânio e da coluna vertebral.

 **Importante!**

Por intermédio do sistema nervoso central é que o organismo consegue responder a estímulos internos e externos que recebe, realizando tarefas que vão desde a reação do corpo a uma ameaça à sua integridade (como um choque ou uma queimadura) até processos complexos (como nossas emoções e capacidade de aprendizado).

No SNC, órgãos como o cérebro, o cerebelo e a medula espinhal apresentam regiões que se diferenciam por apresentarem composição e coloração distinta. A massa cinzenta é composta por corpos celulares e neuroglias em maior quantidade, e a massa branca é composta por prolongamentos nervosos e neuroglias – adquirindo aspecto esbranquiçado, principalmente, por conta da bainha de mielina de coloração clara que envolve os axônios.

Por outro lado, o **sistema nervoso periférico**, como o nome sugere, parte do SNC e estende-se até as regiões periféricas do nosso corpo. Fazem parte desse sistema: os **gânglios**, agregados de corpos celulares de neurônios, reunidos em áreas que não pertencem ao SNC; os **nervos**, feixes de fibras nervosas que conduzem impulsos elétricos de outras partes do corpo até o SNC e vice-versa; os **plexos entéricos**, redes de neurônios presentes nas paredes do tubo digestório; e as **terminações nervosas**, tanto as sensoriais quanto as encontradas nas placas motoras.

 **Preste atenção!**

*Fibra nervosa* é o nome dado aos prolongamentos que partem do corpo celular do neurônio. Dessa forma, um nervo consiste em um feixe de axônios e suas camadas de revestimento.

Quanto aos aspectos funcionais, o sistema nervoso é subdividido em: **sistema nervoso somático** (SNS) e **sistema nervoso autônomo** (SNA). A parte somática é responsável pelas funções voluntárias e arcos reflexos do nosso corpo, e a parte autônoma inerva as estruturas de controle involuntário, como músculos lisos, cardíaco e glândulas.

O SNA é ainda subdivido em **parassimpático** e **simpático**, porções que atuam de forma antagonista, regulando aspectos como respiração, pressão sanguínea, frequência cardíaca, funcionamento do sistema digestório e do sistema excretor e tantos outros. Dessa forma, exerce a importante função de garantir a homeostase do nosso organismo.

## 6.1.2 Aspectos básicos do tecido nervoso

O tecido nervoso é um tecido especializado, composto por células arranjadas em rede e imersas em pouca matriz extracelular. Segundo Cormack (2003), essa matriz não apresenta fibras e é composta, basicamente, por glicosaminoglicanos (ácido hialurônico, sulfato de condroitina e sulfato de heparana), que determinam seu aspecto gelatinoso.

Esse tecido é constituído por células nervosas especializadas na transmissão de impulsos elétricos – os **neurônios** – e diversas outras células acessórias, conhecidas como *neuroglias* ou *células da Glia* (Figura 6.2), responsáveis por dar suporte físico e metabólico aos neurônios e garantir o funcionamento do tecido nervoso (Ross; Pawlina, 2012; Junqueira; Carneiro, 2004; Gartner; Hiatt, 2007).

**Figura 6.2** – Neurônios arranjados em rede e numerosas células da Glia – microscopia óptica

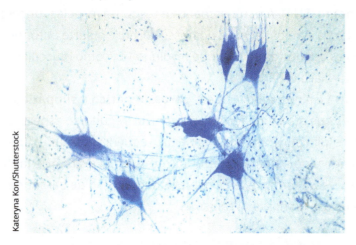

Ao longo do tecido nervoso, os neurônios apresentam diversos pontos de comunicação, conhecidos como *sinapses*. Essas **sinapses** podem ser elétricas ou químicas e permitem a propagação do impulso nervoso até seu destino final. Na maioria dos casos, é necessária a liberação de neurotransmissores (moléculas que atuam como mensageiros químicos) na região da sinapse para que a comunicação entre uma célula nervosa e outra seja realizada.

 **Preste atenção!**

Embora ainda haja muito a descobrir sobre as conexões estabelecidas entre os neurônios durante atividades cognitivas, sabe-se que, ao longo de toda a vida, o tecido nervoso apresenta plasticidade, ou seja, capacidade de reestruturar-se (mudar, crescer e remapear-se). No entanto, seu potencial de regeneração é extremamente limitado (Tortora; Nielsen, 2013).

Por apresentar grande atividade metabólica, o tecido nervoso necessita ser suprido constantemente de oxigênio e nutrientes por meio de difusão. Embora seja extremamente vascularizado, o contato direto entre tecido nervoso e sangue não ocorre por conta da membrana basal que envolve os capilares sanguíneos. Além disso, existe ainda uma barreira (barreira hematoencefálica) formada pelas células endoteliais – repletas de zônulas de oclusão –, que envolvem os capilares sanguíneos presentes em certas áreas do encéfalo. Tal barreira começa a se formar ainda na etapa embrionária e atua na filtração de substâncias oriundas da circulação sanguínea que entrarão em contato o tecido nervoso que compõe o SNC.

## 6.2 Células do tecido nervoso

Com exceção das micróglias, a maioria das células que compõem o tecido nervoso é derivada do neuroectoderma – tecido embrionário originado a partir da invaginação do ectoderma dorsal do embrião durante a fase de nêurula e responsável pela formação do tubo e das cristas neurais. Por sua vez, o tubo neural origina a parte do tecido nervoso que compõe o SNC, e as cristas neurais são responsáveis pela formação do SNP.

Além dos famosos neurônios, o tecido nervoso é composto por um grupo de células conhecidas como *neuroglias*, que são classificadas em dois grupos, de acordo com sua localização no sistema nervoso: neuroglia central e neuroglia periférica (Figura 6.3).

No sistema nervoso central existem quatro tipos principais de neuroglias (astrócitos, oligodendrócitos, micróglias e células ependimárias), ao passo que no sistema nervoso periférico existem dois (células de Schwann e células-satélite).

**Figura 6.3** – Tipos celulares da neuroglia periférica e neuroglia central

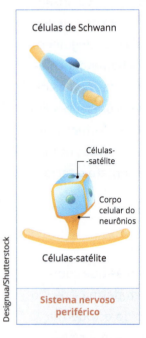
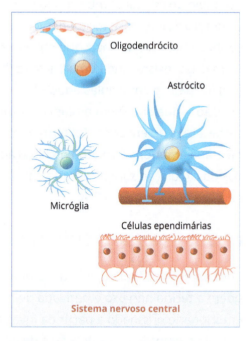

Diferentemente dos neurônios, as células da Glia não propagam potenciais de ação nem recebem ou transmitem sinais elétricos Segundo Ross e Pawlina (2012), são funções das diferentes neuroglias:

- suporte físico (proteção) para os neurônios;
- isolamento dos corpos e prolongamentos das células nervosas, o que facilita a rápida transmissão dos impulsões nervosos;
- reparo da lesão neuronal;
- regulação do meio líquido interno do SNC;

- depuração dos neurotransmissores das fendas sinápticas;
- troca metabólica entre o sistema vascular e os neurônios do sistema nervoso.

Vamos conhecer um pouco mais sobre os neurônios e as diferentes células da Glia?

## 6.2.1 Neurônios

Os neurônios são considerados células excitáveis, em razão de sua capacidade de reagir a estímulos – corporais internos e externos –, modificando o potencial elétrico em torno de sua membrana plasmática. Caso essa reação não fique restrita ao local do estímulo, inicia-se o impulso nervoso, que será propagado ao restante da célula e conduzido para outros neurônios, fibras musculares ou glândulas adjacentes de maneira rápida e de intensidade constante.

 **Preste atenção!**

De modo geral, cada neurônio é composto por um corpo celular, no qual se situa o núcleo, a maior parte das demais organelas, e seus prolongamentos. É por meio desses prolongamentos que os neurônios estabelecem conexões e formam circuitos neuronais de diferentes tamanhos e complexidade.

O **corpo celular** do neurônio apresenta um único núcleo esférico, com bastante quantidade de eucromatina e nucléolo evidente. Em seu citoplasma, podem ser vistas mitocôndrias, poliribossomos, aparelho de Golgi, lisossomos, microtúbulos e neurofilamentos, além de uma grande quantidade de retículos endoplasmáticos rugosos, principalmente nos neurônios motores. Os pigmentos melanina e lipofucsina (lipídico e de cor parda) também podem ser observados no corpo dessas células, principalmente em organismos de idade mais avançada.

Pouco se sabe sobre a função desses pigmentos nos neurônios, mas segundo Gartner e Hiatt (2007), a melanina pode ser um subproduto originado durante a síntese dos neurotransmissores, uma vez que esse pigmento negro tem o mesmo precursor que a dopamina e a noradrenalina. Já a lipofucsina seria um remanescente da atividade enzimática dos lisossomos.

O maior prolongamento cilíndrico chama-se **axônio** e é a parte responsável por conduzir o impulso elétrico do corpo celular para a área da sinapse, de onde as informações são enviadas para outra célula – seja outro neurônio, seja uma célula muscular ou uma glândula. Alguns axônios podem ser curtos, e outros podem apresentar quase 1 metro de comprimento. Em todos os casos, seu citoplasma costuma ser pobre em organelas – sendo essa uma boa referência para diferenciá-lo dos demais prolongamentos. Os axônios também podem ser chamados de *fibras nervosas*, que, ao compor feixes, formam os nervos do sistema nervoso periférico.

Na porção terminal do axônio, pequenas dilatações, conhecidas como *terminações axonais* ou *botões terminais*, podem ser observadas. Nesse local, são armazenados diversos neurotransmissores, que serão liberados pela chegada do impulso nervoso à área da sinapse. Esses neurotransmissores podem inibir ou estimular reações nas células com as quais aquele axônio se comunica.

Em torno da membrana plasmática que cobre o axônio pode ser observada a bainha de mielina, capaz de aumentar a velocidade de transmissão do impulso nervoso através de porções segmentadas, interrompidas por espaços livres – os nodos de *Ranvier*. As bainhas de mielina formam-se a partir da membrana plasmática de certas neuroglias que envolvem os axônios em um processo de mielinização (Figura 6.4). Os axônios que não apresentam essa bainha são conhecidos como *axônios amielínicos*.

**Figura 6.4** – A estrutura do neurônio e o processo de mielinização

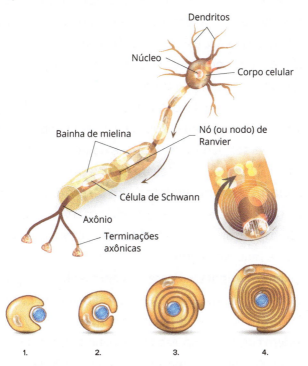

Prolongamentos menores e mais numerosos, conhecidos como **dendritos**, recebem os estímulos vindos dos receptores sensoriais ou de outros neurônios, trazendo o impulso nervoso até o corpo celular. Essa função é favorecida pelas múltiplas

ramificações que aumentam a superfície celular e permitem a captação simultânea de impulsos de diversas sinapses diferentes. Os dendritos costumam apresentar maior diâmetro, não ser mielinizados e conter um citoplasma similar ao perinuclear.

Estruturas conhecidas como *corpúsculos de Nissl* podem ser observadas tanto no corpo celular quanto nos dendritos dos neurônios. Esses corpúsculos são áreas ricas em ribossomos, que apresentam elevada atividade de síntese proteica.

O tamanho e a morfologia dos neurônios são variáveis, alguns deles podem estar entre as maiores células do corpo humano, e outros, entre as menores. De acordo com o formato dessas células, elas podem ser classificadas em três grupos: multipolares, bipolares e pseudo-unipolares (Figura 6.5).

O formato clássico, mais divulgado e conhecido pela população, é o **multipolar**. De seu corpo celular, partem um único axônio longo e diversos dendritos. Trata-se do tipo mais frequente entre os neurônios motores e os de associação.

Os **bipolares** têm um dendrito único na extremidade oposta ao axônio, são bastante raros e, quando observados, geralmente são neurônios sensoriais, podendo ser encontrados no ouvido, na retina e na mucosa olfatória.

Já os **pseudo-unipolares** parecem apresentar dois prolongamentos opostos, mas, na verdade, contêm um único axônio, que se divide em dois ramos perto do corpo celular. Os dois ramos podem conduzir impulso elétrico, no entanto, uma das extremidades costuma ser mais ramificada e receber os estímulos, atuando como dendrito. Nesse caso, o impulso elétrico não passa pelo corpo celular, indo direto de um prolongamento ao outro. A maioria dos neurônios pseudo-unipolares é neurônio sensorial (Junqueira; Carneiro, 2004; Ross; Pawlina, 2012; Gartner; Hiatt, 2007).

**Figura 6.5** – Representação esquemática da morfologia dos principais tipos de neurônios

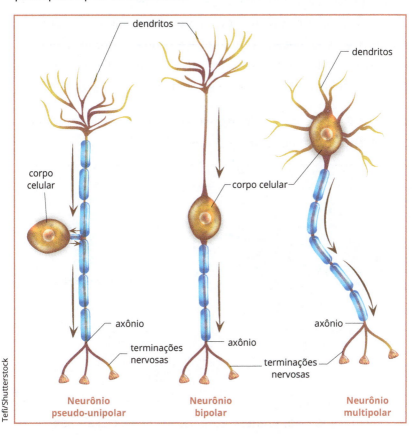

Os neurônios também podem ser classificados de acordo com sua função em: motores, sensoriais ou de associação.

Os **neurônios motores** (ou eferentes) são aqueles que controlam glândulas e fibras musculares ao enviar impulsos que vêm do SNC ou dos gânglios nervosos para células efetoras (Figura 6.6).

Os **neurônios sensoriais** (sensitivos ou aferentes) são os que recebem estímulos oriundos do ambiente externo e interno ao transmitir impulsos dos receptores para o SNC.

Por último, os **neurônios de associação** (ou interneurônios) são os que estabelecem a comunicação entre neurônios, integrando as células nervosas sensoriais e motoras. Nesse caso, a estrutura celular inteira localiza-se dentro dos limites do SNC.

**Figura 6.6** – Representação esquemática de neurônio motor em comunicação com fibras musculares

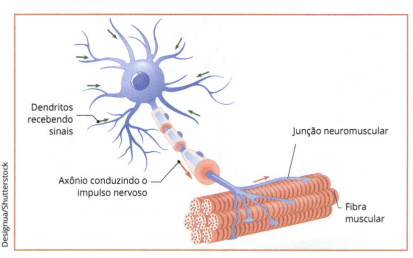

Os neurônios – diferentemente das células da Glia – são células diferenciadas que já não apresentam capacidade de divisão celular. No entanto, em algumas áreas do SNC, existem células-tronco neurais capazes de migrar para locais de lesão e se diferenciar em células nervosas. Pesquisas na área continuam sendo feitas e podem ser importantes para o tratamento de doenças neurodegenerativas.

## 6.2.2 Astrócitos

Os astrócitos são as maiores células entre as neuroglias e desempenham diferentes funções relacionadas ao suporte físico dos neurônios e à modulação das suas atividades. Essas células atuam na formação de tecido cicatricial em áreas do SNC, na captura de íons e neurotransmissores do meio extracelular, no metabolismo energético dos neurônios – ao liberar glicose a partir do glicogênio armazenado – e na manutenção das zonas de oclusão dos capilares da barreira hematoencefálica.

Eles apresentam formato estrelado, com citoplasma abundante, feixes de filamentos intermediários, um núcleo central e vários prolongamentos de curtas ramificações (astrócito protoplasmático da massa cinzenta) ou longos prolongamentos pouco ramificados (astrócito fibroso da massa branca). Podem ser encontrados próximos a vasos sanguíneos ou à superfície do encéfalo e da medula espinal, mas também ao longo de toda a espessura do cérebro, onde dão suporte físico para os neurônios. As terminações de seus prolongamentos têm dilatações chamadas *pés terminais*, que são utilizadas para adesão dos astrócitos aos capilares ou neurônios vizinhos.

Segundo Ross e Pawlina (2012), cerca de 80% dos tumores cerebrais primários em adultos originam-se em astrócitos fibrosos.

## 6.2.3 Oligodendrócitos

Os oligodendrócitos, assim como os astrócitos, também podem ser encontrados na massa cinzenta e na massa branca do SNC e têm formato estrelado, porém são menores e apresentam menos ramificações que os astrócitos. Oligodendrócitos costumam ser encontrados próximo ao corpo celular ou aos axônios (Gartner; Hiatt, 2007).

Quando estão alinhadas próximos aos axônios, os oligodendrócitos produzem mielina e podem envolvê-los, formando bainhas. De maneira diferente das células de Schwann, abordadas mais adiante, um único oligodendrócito é capaz de envolver mais de um axônio do SNC e formar vários segmentos mielínicos por vez (Figura 6.7). Além disso, estabelece nodos de Ranvier maiores que os do SNP e mantém seu núcleo, bem como a maior parte de suas organelas no corpo celular, não envolvendo o axônio.

Desse modo, podemos dizer que os oligodendrócitos são neuroglias responsáveis, principalmente, pelo isolamento elétrico de neurônios do SNC e por tornar a condução saltatória (assunto que veremos na Seção 6.3) ainda mais eficiente que no SNP.

**Figura 6.7** – Diferentes bainhas de mielina do SNC (formada por oligodendrócitos) e do SNP (formada por células de Schwann)

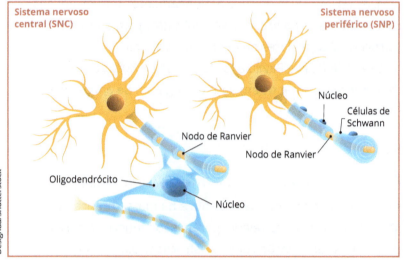

## 6.2.4 Micróglias

As micróglias são células presentes em todo o SNC, no qual atuam fagocitando microrganismos e fragmentos de células que sofreram apoptose ou foram danificadas. Embora estejam em pequena quantidade no organismo, são capazes de se proliferar quando há lesão ou doença no SNC. Além disso, as micróglias atuam apresentando antígenos e secretando citocinas que regulam respostas imunes.

As micróglias são as únicas células nervosas que não se originam da neuroectoderma, mas sim do mesoderma. São formadas na medula óssea e provenientes de células precursoras de granulócitos, com funções e características comuns a certas células sanguíneas.

As micróglias são células pequenas que contêm espículas em sua superfície, pouco citoplasma e prolongamentos irregulares e longos. O núcleo desse tipo celular pode ser alongado, oval ou triangular. Em seu citoplasma podem ser observados inúmeros lisossomos e vesículas característicos de células fagocitárias.

## 6.2.5 Células ependimárias

As células ependimárias são semelhantes às células epiteliais colunares achatadas e participam do revestimento das meninges e da formação de plexos coroides, em conjunto com capilares. Essas células, presentes no SNC, podem apresentar cílios e microvilos e atuam no transporte, na absorção e na produção do líquido cefalorraquidiano.

## 6.2.6 Células de Schwann

As células de Schwann são neuroglias típicas do SNP, no qual envolvem e fornecem sustentação aos axônios dos neurônios – compondo, assim, a estrutura das fibras nervosas. Essas células são achatadas e contêm poucas organelas celulares. Sua membrana plasmática é de grande importância para o funcionamento do tecido nervoso e a transmissão dos impulsos nervosos, uma vez que forma a bainha de mielina contribui para a rápida condução dos impulsos nervosos originados ou destinados a diferentes órgãos do corpo (Gartner; Hiatt, 2007; Ross; Pawlina, 2012).

No entanto, essa membrana não cobre toda a extensão desse longo prolongamento. Entre os segmentos de bainha de mielina, há interrupções chamadas *nodos de Ranvier*. Cada célula de Schwann é capaz de dar dezenas de voltas, formando um único segmento internodal. Na última volta em torno do axônio concentra-se o citoplasma, as organelas e o núcleo da célula de Schwann (Figura 6.8). Toda essa estrutura – os segmentos mielínicos e os nodos de Ranvier – é envolvida por uma lâmina basal que torna a condução do impulso nervoso ainda mais eficiente.

**Figura 6.8** – Formação da bainha de mielina do SNP evidenciando o núcleo da célula de Schwann na última volta de sua membrana em torno do axônio

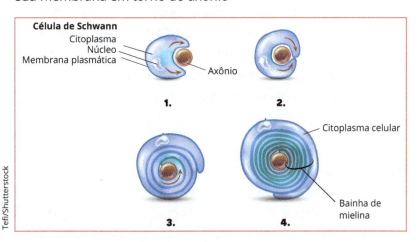

Segundo Gartner e Hiatt (2007), nem todas as células nervosas são mielinizadas simultaneamente. Ao nascer, o bebê apresenta todas as fibras nervosas dos nervos motores mielinizadas, mas os axônios dos nervos sensoriais só receberão essa bainha meses mais tarde. Além disso, alguns axônios do SNP nunca serão mielinizados. Nesse caso, a célula de Schwann envolverá seu prolongamento, envelopando-o com seu citoplasma, mas sem dar múltiplas voltas ao seu redor (Gartner; Hiatt, 2007; Ross; Pawlina, 2012).

Segundo Ross e Pawlina (2012), as células de Schwann também contribuem para a remoção de resíduos do SNP.

## 6.2.7 Células-satélite

As células-satélite são células cúbicas que formam uma camada simples em torno do corpo celular de neurônios arranjados em gânglios no sistema nervoso periférico. Essas células auxiliam o neurônio em seus processos metabólicos, uma vez que mantêm um microambiente controlado ao seu redor. Atuam, ainda, no isolamento elétrico desses neurônios (Ross; Pawlina, 2012).

## 6.2.8 Células neurogliais entéricas

Segundo Ross e Pawlina (2012), há, ainda, um terceiro grupo de células da Glia que pertencem ao sistema nervoso periférico, mais especificamente ao trato digestivo: as células neurogliais entéricas. Segundo esses autores, embora apresentem características similares aos astrócitos, essas células têm uma função específica: auxiliar na coordenação do sistema nervoso e imune do intestino, o que justifica separá-las dos astrócitos e categorizá-las em um grupo à parte.

## 6.3 Transmissão do impulso nervoso

A configuração em rede e sua distribuição ao longo de todo o organismo permite que o tecido nervoso estabeleça comunicação entre suas células e as demais estruturas do corpo, coordenando, assim, o funcionamento de diversos órgãos e estabelecendo a realização de movimentos e outras funções vitais ao corpo humano.

O ponto de comunicação entre um neurônio e outro ou entre um neurônio e outras células efetoras chama-se *sinapse*. É nessa área de encontro que ocorre a transformação do impulso elétrico que vem do neurônio pré-sináptico em um sinal químico que atuará na célula pós-sináptica – sinapse química. Também é nesse ponto que estão presentes as junções comunicantes que permitem a troca de íons entre células adjacentes, permitindo a transmissão do impulso através de uma conexão elétrica – sinapse elétrica.

No caso das **sinapses químicas**, que são as mais comuns nos mamíferos, a transmissão do impulso nervoso depende de neurotransmissores – substâncias que podem combinar-se a proteínas receptoras e atuar de maneira excitatória ou inibitória por meio de cascatas moleculares (exemplificaremos posteriormente). Além disso, moléculas químicas moduladoras podem atuar modificando a sensibilidade do neurônio aos estímulos sinápticos.

 **Importante**

Uma sinapse (Figura 6.9) não é uma estrutura única, ela é verdadeiramente a área de encontro entre duas células capazes de se comunicar durante um impulso nervoso. Dessa forma, podemos dizer que uma sinapse é constituída por uma porção terminal pré-sináptica, uma fenda entre as células adjacentes e uma porção pós-sináptica.

**Figura 6.9** – Representação esquemática de uma sinapse química em detalhe

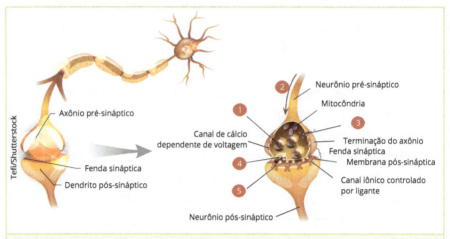

1. Neurotransmissores são sintetizados e armazenados em vesículas.
2. Impulso nervoso.
3. Despolarização provocando abertura dos canais iônicos e entrada de cálcio.
4. Neurotransmissores liberados na fenda sináptica por exocitose.
5. Reconhecimento de neurotransmissores pelos receptores e abertura de canais iônicos no neurônio pós-sináptico.

### Curiosidade

Segundo Cormack (2003), em micrografias de sinapses químicas, é possível observar tanto as vesículas sinápticas com neurotransmissores quanto numerosas mitocôndrias, tão importantes para o metabolismo energético dos neurônios.

Para compreender a comunicação que ocorre entre os neurônios por meio de sinapses químicas, é necessário entender que o impulso nervoso que será transmitido é iniciado por potenciais de membrana provocados pela troca de íons entre os neurônios e o meio externo.

A membrana celular dos neurônios é repleta de canais que transportam íons do meio extracelular para o intracelular e vice-versa. Dois íons de grande importância para o funcionamento do sistema nervoso são os íons de sódio ($Na^+$) e potássio ($K^+$). Conforme a concentração desses íons varia dentro e fora da célula, a polaridade da membrana celular muda e a corrente elétrica se inicia, podendo ser, então, propagada por meio de uma onda de despolarização.

De maneira mais detalhada, o impulso elétrico inicia-se a partir de um estímulo capaz de promover a abertura de canais de sódio e o influxo desse íon. Ao entrar na célula, ele promove a despolarização da membrana, mudando seu potencial de repouso (negativo; -90mV a -40mV) para um potencial positivo (≈+30mV), gerando o impulso nervoso.

## Curiosidade

O período refratário, que é o período em que os canais de sódio ficam inativos após um potencial de ação ser gerado, dura muito pouco. Após 1 ou 2 milissegundos, a transmissão de um impulso nervoso pode acontecer novamente (Ross; Pawlina, 2012; Gartner; Hiatt, 2007).

Embora no local despolarizado o potencial de repouso seja reestabelecido rapidamente pela abertura de canais de potássio e a saída desse íon do meio intracelular, o impulso nervoso gerado é capaz de despolarizar a porção vizinha da membrana. Isso faz com que o impulso se propague, de maneira unidirecional, ao longo do neurônio.

**Importante**

Nos axônios mielinizados, a propagação do impulso nervoso é mais rápida que nos axônios sem mielina ou no corpo celular e dendritos. Nas regiões sem mielina, o impulso move-se por ondas de despolarização, ao passo que, nos axônios mielinizados, diz-se que a condução é do tipo saltatória ou descontínua (Figura 6.10). Isso porque a mielina atua de maneira isolante, não permitindo a condução elétrica nas partes revestidas pela bainha. Dessa forma, a corrente salta de um nodo de Ranvier para outro, local em que há maior quantidade de canais iônicos e não há revestimento pela bainha de mielina (Ross; Pawlina, 2012).

**Figura 6.10** – Propagação de um potencial da ação por ondas de despolarização em um axônio amielínico (A) e por condução saltatória em axônio mielínico (B)

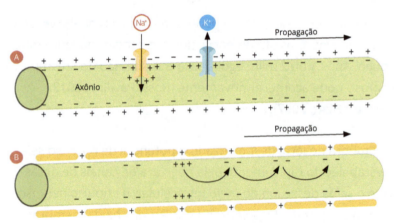

Fonte: Gartner; Hiatt, 2007, p. 204.

Quando o impulso elétrico atinge a parte pré-sináptica do neurônio, ou seja, a terminação do axônio, despolariza a membrana dessa região e provoca uma breve abertura dos canais destinados a outro íon, o Cálcio. A entrada de íons de cálcio ($Ca^{2+}$) promove a fusão das vesículas sinápticas repletas de neurotransmissores com a membrana e a liberação destes na fenda da sinapse química (rever Figura 6.9). Os neurotransmissores interagem com proteínas receptoras específicas presentes na região pós-sináptica (Figura 6.11) e promovem uma alteração elétrica nessa membrana.

**Figura 6.11** – Representação esquemática da interação entre neurotransmissor e receptor na membrana pós-sináptica

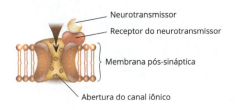

Se o intuito do neurotransmissor for excitar a célula adjacente, promovendo um novo impulso no neurônio pós-sináptico ou a contração de uma fibra muscular, a membrana da célula pós-sináptica será despolarizada e, a partir da abertura dos canais e o influxo de sódio ($Na^+$)(Figura 6.12), reiniciará todo o processo. Por outro lado, se o intuito for inibir a continuidade do impulso, a interação entre o neurônio e seu receptor provocará a hiperpolarização da membrana pós-sináptica em razão da abertura de canais de cloro ($Cl^-$) e da entrada desses íons no citoplasma da célula pós-sináptica.

**Figura 6.12** – Representação esquemática da participação dos neurotransmissores na transmissão do impulso nervoso em uma sinapse química

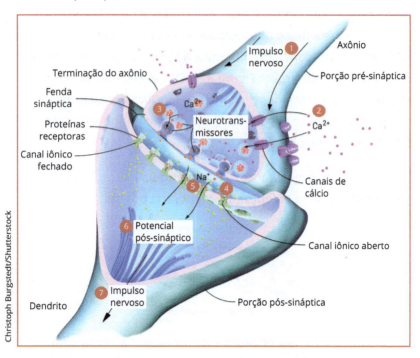

Os neurotransmissores (Quadro 6.1) podem ser peptídeos, aminoácidos, aminas e até compostos inorgânicos. Além disso, podem desempenhar função dupla, atuando como mensageiros químicos e promovendo respostas no tecido nervoso ou exercendo outras funções ao longo do corpo (por exemplo: ocitocina e noradrenalina). Vários tipos de neurotransmissores estão relacionados com a regulação de sensações de prazer, dor, estresse, euforia, fome, sede e outros. Além disso, alterações em sua atividade e quantidade podem estar relacionadas a doenças como depressão e dependência química (Junqueira; Carneiro, 2004; Kierszenbaum; Tres, 2016).

## Quadro 6.1 – Neurotransmissores comuns e suas funções

| Neurotrans-missor | Grupo de compostos | Função |
|---|---|---|
| Acetilcolina | Pequena molécula transmissora; não é derivada de aminoácidos | Junções mioneurais, todas as sinapses parassimpáticas e sinapses simpáticas pré-ganglionares. |
| Noradrenalina | Pequena molécula transmissora; amina biogênica; catecolamina | Sinapses simpáticas pós-ganglionares (exceto nas glândulas écrinas sudoríparas). |
| Glutamato | Pequena molécula transmissora; aminoácido | Em componentes pré-sinápticos sensitivos e no córtex cerebral: o mais comum neurotransmissor excitatório do SNC. |
| Ácido γ-aminobutírico (GABA) | Pequena molécula transmissora; aminoácido | O mais comum neurotransmissor inibitório do SNC. |
| Dopamina | Pequena molécula transmissora; amina biogênica; catecolamina | Gânglios basais do SNC; inibitória ou excitatória, dependendo do receptor. |
| Serotonina | Pequena molécula transmissora; amina biogênica | Inibe a dor; controla o humor; sono. |
| Glicina | Pequena molécula transmissora; aminoácido | Tronco encefálico e medula espinal; inibitória. |
| Endorfinas | Neuropeptídeo; peptídeo opióide | Analgésica; inibe a transmissão da dor. |
| Encefalinas | Neuropeptídeo; peptídeo opióide | Analgésica; inibe a transmissão da dor. |

Fonte: Gartner; Hiatt, 2007, p. 208.

As **sinapses elétricas** não ocorrem por meio da liberação de neurotransmissores. Nesse caso, a passagem de íons acontece através de junções intercelulares (junções comunicantes).

Assim, a transmissão da corrente elétrica ocorre de maneira direta e mais rápida em células conectadas entre si. Embora sejam comuns em invertebrados e vertebrados mais simples, essas sinapses são raras nos mamíferos (Ross; Pawlina, 2012; Junqueira; Carneiro, 2004; Gartner; Hiatt, 2007).

## 6.4 Meninges

Embora já estejam no interior do crânio e da coluna vertebral, o encéfalo e a medula espinal – estruturas bastante delicadas e de extrema importância para o organismo – contam com três membranas compostas por tecido conjuntivo que os envolvem e protegem: as meninges dura-máter, aracnoide e pia-máter (Figura 6.13). Veremos cada uma delas a partir de agora.

**Figura 6.13** – Representação esquemática das meninges cerebrais

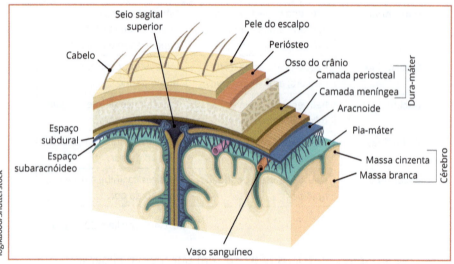

## 6.4.1 Dura-máter

A dura-máter é a membrana mais externa e também a mais densa das três meninges, apresentando certa resistência e sendo praticamente inextensível. Na área do encéfalo, sua estrutura é formada por duas camadas vascularizadas de tecido conjuntivo denso modelado: a camada mais externa e a mais interna.

A camada mais externa, conhecida como *camada periosteal*, contém células osteoprogenitoras, fibroblastos e fibras de colágeno que estão fortemente unidas com as suturas e a base do crânio (Gartner; Hiatt, 2007).

Já a camada mais interna (dura-máter meníngea), constituída por fibroblastos e fibras colágenas, forma projeções que se situam entre partes mais profundas do cérebro. A dura-máter meníngea apresenta uma porção ainda mais interna, conhecida como *camada de células limitantes*, formada por fibroblastos achatados e unidos uns aos outros por meio de junções intercelulares. Nela, os fibroblastos estão imersos em um material extracelular amorfo, composto por proteoglicanos e sem a presença de fibras.

Na região do encéfalo, a dura-máter é revestida internamente por endotélio, formando seios venosos que recebem o sangue das veias cerebrais e o conduzem até as veias jugulares internas presentes no pescoço (Ross; Pawlina, 2012).

Na região espinhal (Figura 6.14), a dura-máter apresenta morfologia tubular, circundando a medula espinal desde a região do osso occipital até o sacro. Nessa estrutura, podem ser observadas perfurações por onde saem os nervos que vão compor o sistema nervoso periférico. O espaço entre a dura-máter e as paredes ósseas das vértebras é preenchido por tecido adiposo do tipo unilocular, tecido conjuntivo frouxo e uma rede de veias, sendo conhecido como *espaço epidural*.

**Figura 6.14** – Representação esquemática da vista posterior da medula espinal com as meninges circundantes

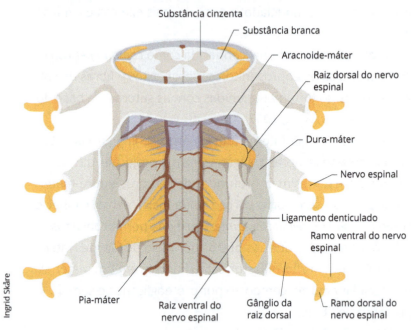

Fonte: Ross; Pawlina, 2012, p. 393.

### 6.4.2 Aracnoide

Situada logo abaixo da dura-máter, a meninge média, conhecida como *aracnoide* ou *aracnoide-máter*, é bem mais delicada que a dura-máter. Ela é composta por uma camada membranosa e por trabéculas (Figura 6.15) que partem da região membranosa e vão até a pia-máter, demarcando o espaço subaracnoideo por onde o líquido cefalorraquidiano circulará. Essas trabéculas – compostas por fibroblastos modificados e fibras de tecido conjuntivo frouxo – são finas e apresentam formato semelhante ao de uma teia de aranha, sendo esta a origem do nome da *meninge*.

**Figura 6.15** – Representação esquemática das meninges cerebrais evidenciando a camada membranosa e as trabéculas da aracnoide

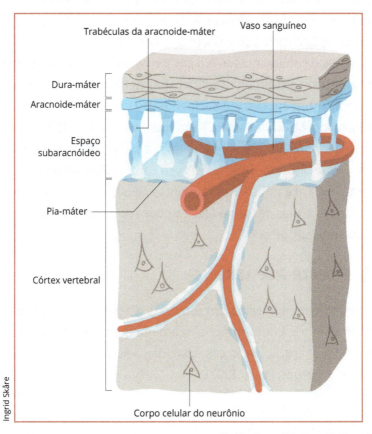

Fonte: Ross; Pawlina, 2012, p. 393.

A parte membranosa da aracnoide é avascular e revestida por epitélio simples pavimentoso. Essa camada contém fibras colágenas e poucas fibras elásticas, além de fibroblastos fortemente aderidos por junções intercelulares, formando a barreira aracnoidea (Junqueira; Carneiro, 2004; Cormack, 2003).

Pequenas vilosidades, formadas a partir de expansões da aracnoide, penetram na dura-máter e transferem o líquido cefalorraquidiano do espaço subaracnoide para o sangue circulando nos seios venosos. Em pessoas de mais idade, essas vilosidades tendem a ser maiores e atuar como depósito de cálcio (Junqueira; Carneiro, 2004; Gartner; Hiatt, 2007).

O espaço subaracnoideo e o líquido cefalorraquidiano, juntos, formam uma estrutura hidráulica capaz de proteger o sistema nervoso central em casos de acidentes ou choques que poderiam provocar traumatismos. Além disso, o líquido cefalorraquidiano é responsável pelo metabolismo e pela remoção de resíduos metabólitos do sistema nervoso central. Esse líquido, de coloração clara e poucos componentes celulares (principalmente linfócitos e células descamadas), também pode ser chamado de *líquido cerebroespinhal*.

 **Preste atenção!**

Em casos de hemorragias, um espaço (espaço subdural) pode formar-se entre a dura-máter e a camada membranosa da aracnoide, em razão de forças exercidas pelo sangue que ali se acumula (Gartner; Hiatt, 2007).

### 6.4.3 Pia-máter

A pia-máter é a meninge mais interna das três, ficando em contato direto com o cérebro e com a medula espinal, porém sem contato com os neurônios, os quais se encontram revestidos por prolongamentos de astrócitos.

Composta por uma camada de tecido conjuntivo frouxo, essa delicada meninge é revestida por epitélio pavimentoso – assim como a aracnoide – e abundantemente vascularizada. Em sua estrutura, podem ser observadas fibras colágenas e algumas fibras elásticas, além de macrófagos, mastócitos, linfócitos e fibroblastos achatados. A pia-máter acompanha a superfície externa do cérebro, inclusive adentrando em seus sulcos.

As dobras da pia-máter, repletas de capilares dilatados, formam os plexos coroides. É a partir dessa estrutura que o líquido cefalorraquidiano é secretado (Junqueira; Carneiro, 2004; Kierszenbaum; Tres, 2016).

Algumas vezes, as meninges pia-máter e aracnoide são referidas como *pia-aracnoide* ou *leptomeninge*. Isso ocorre porque elas têm a mesma origem embrionária e encontram-se extremamente aderidas pelas trabéculas de tecido conjuntivo, sendo consideradas, nesse caso, uma membrana única (Ross; Pawlina, 2012; Cormack, 2003).

## 6.5 Contextualizando: ação das drogas no sistema nervoso

Agora que você já conhece a anatomia e a fisiologia do tecido e do sistema nervoso, que tal debatermos um pouco sobre as substâncias capazes de interferir no funcionamento normal dessas estruturas?

O uso de drogas e a dependência química são importantes preocupações da área da saúde, tanto no Brasil quanto no mundo. Além das consequências sociais, essas substâncias – lícitas ou ilícitas – têm potencial para alterar a função biológica e a estrutura do organismo. Por vezes, há interferência no funcionamento do sistema nervoso central – alterando cognição, humor, percepção, motivação e comportamento –, causando dependência física ou psíquica (drogas psicotrópicas).

De acordo com o efeito provocado no SNC, as drogas psicotrópicas podem ser divididas em: estimulantes, depressoras e perturbadoras (Quadro 6.2).

**Quadro 6.2** – Drogas psicotrópicas comuns classificadas de acordo com seus efeitos no SNC

| Depressoras | Estimulantes | Perturbadoras |
|---|---|---|
| • Álcool<br>• Hipnóticos (ex.: Rivotril, Diazepam)<br>• Barbitúricos (ex.: Gardenal)<br>• Ansiolíticos<br>• Narcóticos/Opiáceos (ex.: morfina, codeína, metadona, heroína)<br>• Solventes ou inalantes (ex.: cloreto de etila) | • Anfetaminas (ex.: indutoras da vigília, inibidoras do apetite)<br>• Cocaína e seus derivados (ex.: crack, merla)<br>• Cafeína<br>• Nicotina | • LSD<br>• Ecstasy<br>• Haxixe<br>• THC<br>• Derivados de cogumelos<br>• Maconha<br>• Anticolinérgicos |

As **drogas depressoras** promovem um funcionamento mais lento do SNC, provocando efeitos como a sonolência e a diminuição da coordenação motora. Anticonvulsivos e medicamentos para ansiedade e insônia atuam a partir desse princípio. Já as

**drogas estimulantes** atuam de maneira oposta, estimulando o funcionamento do SNC e promovendo o estado de vigília. As **drogas perturbadoras**, por sua vez, alteram o funcionamento normal do SNC, promovendo alucinações, ilusões, delírios e situações de psicose.

As drogas psicotrópicas afetam o SNC, pois atuam de maneira direta na comunicação entre os neurônios, produzindo seus efeitos por simular a ação de um neurotransmissor natural e bloquear funções cerebrais ou alterar o funcionamento normal do SNC por interferir no acúmulo, na liberação e na eliminação de neurotransmissores. Se a substância atuar de maneira a tornar os efeitos normais de um neurotransmissor exagerados, ela é chamada de *agonista*. Por outro lado, se ela impedir os efeitos normais, é considerada *antagonista* (OMS, 2004).

No corpo humano saudável, dezenas de neurotransmissores diferentes atuam como mensageiros químicos do SNC, havendo ainda um receptor específico para interagir com cada neurotransmissor e, assim, produzir alterações na membrana da célula pós-sináptica. Os neurotransmissores podem interagir com os receptores ligando-se a eles e abrindo os canais iônicos ou ligando-se a um receptor de proteína G, que é ativada e envia suas subunidades para modular os canais iônicos (Figura 6.16) (OMS, 2004).

**Figura 6.16** – A abertura de canais iônicos a partir de neurotransmissores, sem e com o auxílio de moduladores

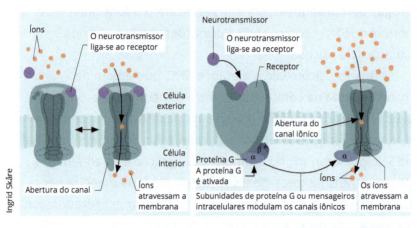

Fonte: OMS, 2004, p. 17.

As substâncias presentes nas drogas apresentam diferentes mecanismos de ação e podem atuar sobre neurotransmissores e receptores de um único tipo ou de vários grupos. Embora, em alguns casos, a ação da substância não esteja completamente elucidada, é possível estabelecer relações entre a droga e o tecido nervoso (Quadro 6.3).

**Quadro 6.3** – Mecanismos de ação e as consequências nervosas das substâncias psicotrópicas

| Substância | Mecanismo de ação primário | Consequências nervosas (consumo prolongado) |
|---|---|---|
| Bebidas alcoólicas **(Depressora)** | • Aumenta os efeitos depressores de GABA. <br> • Diminui os efeitos excitatórios do glutamato. <br> • Interfere no sistema de recompensa da dopamina. | • Alteração da estrutura e funções do cérebro, principalmente do córtex pré-frontal. <br> • Perturbações cognitivas. <br> • Diminuição do volume cerebral. |

*(continua)*

*(Quadro 6.3 – continua)*

| Substância | Mecanismo de ação primário | Consequências nervosas (consumo prolongado) |
|---|---|---|
| Hipnóticos e sedativos **(Depressora)** | • Favorecem a ação de neurotransmissores inibitórios endógenos. | • Perturbações da memória. |
| Nicotina **(Estimulante)** | • Ativa receptores colinérgicos nicotínicos.<br>• Aumenta a síntese e liberação da dopamina. | • Efeitos conhecidos do tabaco e todas as substâncias associadas presentes nos cigarros. |
| Opioides **(Depressora)** | • Ativam receptores Mu e Delta. | • Alteração em receptores opioides e de peptídeos.<br>• Alterações relacionadas ao estresse, ao sistema de recompensa e aprendizado. |
| Maconha **(Perturbadora)** | • Ativam receptores de canabinoides.<br>• Aumentam a atividade da dopamina. | • Desenvolvimento de incapacidade mental.<br>• Risco de agravamento de doenças mentais. |
| Cocaína **(Estimulante)** | • Impede a recaptura da dopamina e outros neurotransmissores relacionados.<br>• Acentua os efeitos da dopamina e da noradrenalina. | • Insuficiência motora.<br>• Anomalias no córtex.<br>• Deficiência cognitiva.<br>• Diminuição do tempo de reação. |
| Anfetamina **(Estimulante)** | • Aumenta a liberação da dopamina e impede sua recaptura e de outros neurotransmissores relacionados. | • Perturbações do sono.<br>• Ansiedade.<br>• Insuficiências motoras e cognitivas.<br>• Alterações nos receptores de dopamina. |

*(Quadro 6.3 – conclusão)*

| Substância | Mecanismo de ação primário | Consequências nervosas (consumo prolongado) |
|---|---|---|
| Ecstasy (Perturbadora) | • Aumento da liberação de serotonina e bloqueio de sua recaptura. | • Distúrbios físicos e psiquiátricos (paranoia, depressão e ataques de pânico). <br> • Perturbações da memória, do autocontrole e de tomada de decisões. |
| Substâncias voláteis (Depressora) | • Facilitam a ação de inibidores. <br> • Ativação da dopamina e noradrenalina (fase estimulante). <br> • Atua sobre GABA e glutamato (fase depressora). | • Diminuição da capacidade cognitiva. <br> • Alterações nos receptores de dopamina. <br> • Problemas psiquiátricos e neurológicos. |
| Alucinógenos (Perturbadora) | • Alterações nas atividades de receptores de serotonina, glutamato e acetilcolina. | • Psicose. <br> • *Flashbacks* tardios (sintomas após muito tempo do consumo). |
| Anticolinérgicos (Perturbadora) | • Bloqueio de efeitos da acetilcolina. | • Psicose. |

Fonte: Elaborado com base em OMS, 2004.

Como a maioria das drogas oferece efeitos imediatos, o usuário que se interessa pela sensação de prazer, relaxamento ou de euforia provocada por ela tende a repetir o uso de tal substância. No entanto, ao tentar interromper ou reduzir o uso, sintomas de abstinência podem surgir. Esses sintomas não costumam ser agradáveis e, para fugir deles, a pessoa tende a reutilizar a droga. Além disso, o organismo é capaz de desenvolver tolerância a certas drogas em tempos relativamente curtos, fazendo com que uma maior quantidade seja necessária para provocar os efeitos imediatos.

Quando chega a esse ponto, além de o uso da substância provavelmente ter provocado efeitos nocivos a estruturas do sistema nervoso e outros órgãos do corpo, a dependência química já está estabelecida de maneira fisiológica. Os efeitos das drogas podem variar de um organismo para o outro. Além disso, a dependência química é estabelecida a partir do padrão e/ou da quantidade de uso. Dessa forma, não há como estabelecer regras para que a dependência seja instaurada no organismo.

Como o tratamento dos dependentes pode provocar quadros sérios de abstinência, é necessário bastante esforço e paciência tanto dos dependentes quanto dos profissionais envolvidos, além do apoio familiar e da sociedade.

## Síntese

O tecido nervoso é responsável pela formação das estruturas do sistema nervoso central (encéfalo e medula espinal) e do sistema nervoso periférico (gânglios, nervos e terminações nervosas). O tecido tem pouca matriz extracelular e células nervosas especializadas na condução de impulsos elétricos, os neurônios, organizadas em redes.

Além dos neurônios, nesse tecido existe outro grupo de células: as células da Glia, responsáveis por dar suporte físico e metabólico para as células condutoras de impulso. De acordo com sua localização, as células da Glia são classificadas como neuroglias centrais (astrócitos, oligodendrócitos, micróglias e células ependimárias) e neuroglias periféricas (células de Schwann e células-satélite). Cada um desses tipos celulares exerce uma função diferente, merecendo destaque as células de Schwann e os oligodendrócitos, responsáveis por formar a bainha de mielina nos axônios do SNC e do SNP, respectivamente.

Os neurônios podem ser classificados a partir de sua estrutura (multipolar, bipolar ou pseudo-unipolar) ou quanto à sua função (aferente, de associação e eferente). Essas células dependem do fluxo de íons em torno de sua membrana para despolarizá-la e, por meio de um potencial de ação, conduzir o impulso para outros neurônios, glândulas ou fibras musculares.

De modo geral, os neurônios captam um impulso por seus dendritos e o conduzem pelo corpo celular e axônio até as terminações nervosas do axônio que compõem a sinapse. Uma sinapse é o ponto de comunicação entre duas células excitáveis adjacentes e pode ser do tipo química ou elétrica. As sinapses elétricas dependem da troca de íons através de junções comunicantes para conduzir o impulso nervoso, e as sinapses químicas dependem da ação de neurotransmissores para dar continuidade ou interromper o impulso nervoso.

## Conhecimento aplicado

1. Diferentes tipos de células da Glia podem atuar na formação da bainha de mielina que recobre os axônios das células nervosas. Assinale a alternativa que relaciona corretamente o tipo celular e a porção do sistema nervoso em que essa célula atua:

    A astrócitos – SNC; micróglias – SNP.
    B micróglias – SNC; células-satélite – SNP.
    C astrócitos – SNC; células de Schwann – SNP.
    D oligodendrócitos – SNC; células de Schwann – SNP.
    E oligodendrócitos – SNC; neuroglias entéricas – SNP.

**2.** Os nervos que compõem o sistema nervoso periférico são:

**A** corpos celulares de neurônios que se encontram agregados fora do sistema nervoso central.

**B** neurônios multipolares, com todas suas estruturas, que se encontram fora do sistema nervoso central.

**C** o mesmo que fibras nervosas, ou seja, células do tecido conjuntivo com capacidade de conduzir impulsos elétricos.

**D** um único axônio que se prolonga da medula espinhal com o intuito de conduzir respostas até os órgãos efetores.

**E** feixes de axônios responsáveis por promover a troca de impulsos nervosos entre o SNC e os músculos, terminações sensoriais e glândulas.

**3.** Em um neurônio multipolar, que recebe o impulso nervoso de uma célula sensorial da retina, o impulso elétrico segue qual trajeto?

**A** Inicia-se no corpo celular e é enviado pelos dendritos às terminações nervosas das sinapses.

**B** É recebido pelos dendritos, enviado ao corpo celular e de lá segue pelo axônio até a região da sinapse.

**C** Inicia-se na bainha de mielina do axônio, de onde segue para as terminações nervosas dos dendritos.

**D** É recebido pelas ramificações dos dendritos e enviado, sem passar pelo corpo celular, para o axônio.

**E** É captado pelas terminações nervosas do axônio e, sem passar pelo corpo celular, segue para os dendritos.

4. No corpo humano, o sistema nervoso central encontra-se revestido por três meninges. Sobre essas estruturas, é possível afirmar que:

   **A** a dura-máter é a camada mais interna e rígida, protegendo diretamente o encéfalo e a medula de choques mecânicos.
   **B** a pia-máter e a dura-máter estão firmemente aderidas através de trabéculas formadas por tecido conjuntivo.
   **C** o espaço subaracnoideo e o líquido cefalorraquidiano, juntos, formam uma proteção hidráulica contra impactos que poderiam provocar traumatismos.
   **D** a aracnoide é a meninge média, composta por uma fina camada de tecido conjuntivo frouxo repleta de células fagocitárias que atuam na defesa do encéfalo.
   **E** dentro das meninges, o sangue circula livremente em torno do encéfalo e da medula espinal, garantindo nutrientes e gases respiratórios para as células nervosas.

5. A respeito das sinapses do tecido nervoso, analise as assertivas a seguir e indique V para as verdadeiras e F para as falsas:

   ( ) As sinapses elétricas são mais frequentes no corpo humano do que as sinapses químicas.
   ( ) Uma sinapse é o espaço entre duas células nervosas adjacentes, também sendo chamada de *fenda sináptica*.
   ( ) O ponto de comunicação entre um neurônio e outro ou entre um neurônio e outras células efetoras chama-se *sinapse*.

( ) As sinapses químicas dependem da ação de neurotransmissores para transmitir o impulso de uma célula nervosa a outra.

( ) A sinapse elétrica depende da troca de íons entre células que estabelecem junções comunicantes entre si para conduzir o impulso elétrico.

## Desenvolvendo a cognição

### Reflexão

1. A meningite é uma doença de origem viral ou bacteriana que pode levar o paciente a óbito se não identificada e tratada rapidamente. Pesquise sobre essa doença e seus sintomas e, em seguida, faça um pequeno resumo sobre a relação dela com as meninges do tecido nervoso.
2. A aplicação de *botox* (toxina botulínica) é utilizada em diversos procedimentos com finalidade estética. Seus efeitos estão intimamente relacionados a um neurotransmissor chamado *acetilcolina*. Pesquise sobre essa relação e escreva um pequeno resumo a respeito dos efeitos do *botox* no organismo e das estruturas nervosas envolvidas.

### Laboratório

1. A depressão tem-se tornado cada vez mais preocupante na sociedade. Embora ainda haja certo preconceito e, até mesmo, a minimização de sua importância, a depressão não é uma tristeza momentânea. Trata-se de uma doença que envolve questões biológicas e químicas e precisa de tratamento. Pesquise sobre essa e outras doenças relacionadas aos neurotransmissores, como o transtorno bipolar e a ansiedade, e entenda o que as provoca e quais são seus

sintomas. Faça anotações, se preferir. Depois de compreendê-las, converse com seus familiares e amigos sobre tais doenças. Partindo do pressuposto de que algum deles pode estar enfrentando uma situação parecida, conte um pouco do que aprendeu e alerte sobre a importância dos cuidados e tratamentos médicos nesses casos.

## Acompanhe sua aprendizagem

O capítulo chegou ao fim. A seguir, confira a quais itens você atende e descubra se precisa retomar algum assunto.

- ☐ Compreende a organização do sistema nervoso?
- ☐ Identifica os componentes do tecido nervoso?
- ☐ Reconhece as características do tecido nervoso?
- ☐ Reconhece as funções do tecido e do sistema nervoso?
- ☐ Identifica as células do tecido nervoso?
- ☐ Descreve o mecanismo de transmissão do impulso nervoso e a ação dos neurotransmissores?
- ☐ Identifica anatômica e fisiologicamente as meninges?
- ☐ Relaciona a ação das drogas à fisiologia do sistema nervoso?

# CONSIDERAÇÕES FINAIS

Compreender aspectos relacionados à reprodução, ao desenvolvimento embrionário humano e à histologia, além de interessante, pode ser extremamente importante para adotar hábitos saudáveis e para compreender melhor o funcionamento do nosso próprio corpo.

Além disso, profissionais da área da saúde – biólogos, médicos, fisioterapeutas, dentistas, esteticistas, enfermeiros, professores – necessitarão desses conhecimentos para exercer de maneira eficiente suas atividades e atuar de maneira responsável perante a sociedade.

Pensando nisso, esperamos que este livro tenha contribuído para sua formação e possibilitado a construção de conceitos básicos, capazes de ancorar novos conhecimentos estudados em outras disciplinas ou requisitados em seu cotidiano pessoal e profissional.

Desejamos que, com essas informações, sua compreensão sobre a reprodução humana e as etapas que conduzem a formação do nosso organismo – repleto de células, tecidos, órgãos e sistemas que interagem entre si para um perfeito funcionamento – tenha sido satisfatória. Nosso objetivo é permitir seu posicionamento na sociedade como um cidadão crítico, autônomo e capaz de contribuir para a comunidade em seu entorno. Acreditamos que isso pode ser feito tanto com o compartilhamento de informações quanto por meio da obtenção de conhecimento para tomar decisões importantes, a fim de promover melhoras em sua saúde e na daqueles com quem convive.

Fizemos um grande esforço para que a informação tenha sido abordada de maneira objetiva e precisa, mas consideramos que acréscimos são sempre bem-vindos. Desse modo, recomendamos que você também procure outras ferramentas didáticas que possam auxiliá-lo no processo de compreensão dos temas aqui abordados, como imagens, vídeos, jogos, sequências didáticas ou quaisquer outros objetos educacionais. Cada pessoa tem uma forma de aprender, busque a sua e aproveite. Saber mais nunca é demais!

# REFERÊNCIAS

ALBERTS, B. et al. **Biologia molecular da célula**. 4. ed. Porto Alegre: Artmed, 2004.

BLOOM, W.; FAWCETT, D. W. **Tratado de histologia**. 10. ed. Rio de Janeiro: Interamericana, 1977.

BRASIL. Ministério da Saúde. Agência Nacional de Vigilância Sanitária. Portaria/SVS n. 344, de 12 de maio de 1998. **Diário Oficial da União**, Brasília, DF, 15 maio 1998. Disponível em: <http://portal.anvisa.gov.br/documents/10181/2718376/%2818%29PRT_SVS_344_1998_COMP.pdf/c4d48ff5-dd84-40d3-afb3-a705d659e559>. Acesso em: 2 set. 2020.

CARLINI, E. A. et al. Drogas psicotrópicas: o que são e como agem. **Revista IMESC**, n. 3, p. 9-35, 2001.

CARLSON, Bruce M. **Embriologia humana e biologia do desenvolvimento**. 5. ed. Rio de Janeiro: Elsevier, 2014.

CORMACK, D. H. **Fundamentos de histologia**. 2. ed. Rio de Janeiro: Guanabara Koogan, 2003.

DE ROBERTIS, E.; HIB, J. **De Robertis**: bases da biologia celular e molecular. 3. ed. Rio de Janeiro: Guanabara Koogan, 2001.

DI FIORE, M. S. H. **Atlas de histologia**. 7. ed. Rio de Janeiro: Guanabara Koogan, 1988.

GARCIA, S. M. L.; FERNÁNDEZ, C. G. **Embriologia**. 2. ed. Porto Alegre: Artmed, 2001.

GARCIA, S. M. L.; FERNÁNDEZ, C. G. **Embriologia**. 3. ed. Porto Alegre: Artmed, 2012.

GARCIA, S. M. L.; JECKEL, C.; GARCIA, C. **Embriologia**. Porto Alegre: Artes Médicas, 1991.

GARTNER, L. P. **Atlas colorido de histologia**. 4. ed. Rio de Janeiro: Guanabara Koogan, 2007.

GARTNER, L. P.; HIATT, J. L. **Tratado de histologia em cores**. 3. ed. Rio de Janeiro: Elsevier, 2007.

GILBERT, S. F. **Biologia do desenvolvimento**. 5. ed. Ribeirão Preto: Funpec, 2003.

JUNQUEIRA, L. C. U.; CARNEIRO, J. **Biologia celular e molecular**. 7. ed. Rio de Janeiro: Guanabara Koogan, 2000.

JUNQUEIRA, L. C.; CARNEIRO, J. **Histologia básica**. 10. ed. Rio de Janeiro: Guanabara Koogan, 2004.

JUNQUEIRA, L. C.; CARNEIRO, J. **Histologia básica**: texto e atlas. 12. ed. Rio de Janeiro: Guanabara Koogan, 2013.

KIERSZENBAUM, A. L. **Histologia e biologia celular**: uma introdução à patologia. 2. ed. Rio de Janeiro: Elsevier, 2008.

KIERSZENBAUM, A. L.; TRES, L. L. **Histologia e biologia celular**: uma introdução à patologia. 4. ed. Rio de Janeiro: Elsevier, 2016.

LANGMAN, J.; SADLER, T. W. **Embriologia médica**. 9. ed. Rio de Janeiro: Guanabara Koogan, 2005.

LANGMAN, J; SADLER, T. W. **Langman**: embriologia médica. 12. ed. Rio de Janeiro: Guanabara Koogan, 2013.

MALBERGIER, A.; AMARAL, R. A. do. **Dependência química**. Universidade Federal do Maranhão, São Luís, 2013. Disponível em: <https://ares.unasus.gov.br/acervo/html/ARES/2046/3/Mod%2003%20UNIDADE%2001.pdf>. Acesso em: 2 set. 2020.

MONTANARI, T. **Histologia**: texto, atlas e roteiro de aulas práticas. Edição da autora. 3. ed. Porto Alegre: [s.n.], 2016. Disponível em: <http://www.ufrgs.br/livrodehisto/>. Acesso em: 2 set. 2020.

MOORE, K. L. et al. **Embriologia básica**. 7. ed. Rio de Janeiro: Elsevier, 2008.

MOORE, K. L. et al. **Embriologia clínica**. 9. ed. Rio de Janeiro: Elsevier, 2012.

MOORE, K. L. et al. **Embriologia clínica**. Rio de Janeiro: Elsevier, 2004.

MOORE, K.L; PERSAUD, T. V. N.; com a colaboração de Mark G. Torchia. Embriologia clínica. Tradução de Andréa Monte Alto Costa et al. 8.e d. Rio de Janeiro: Elsevier, 2008.

MOORE, K. L.; PERSAUD, T. V. N.; TORCHIA, M. G. **Embriologia clínica**. 10. ed. Rio de Janeiro: Elsevier, 2016.

MORA, C. et al. How Many Species are there on Earth and in the Ocean? **PLoS Biology**, v. 9, n. 8, 2011.

NETTER, F. H. **Atlas de anatomia humana**. 5. ed. Rio de Janeiro: Elsevier, 2011.

OMS – Organização Mundial as Saúde. **Neurociência**: consumo e dependência de substâncias psicoactivas: resumo. Genebra, 2004. Disponível em: <https://www.who.int/substance_abuse/publications/en/Neuroscience_P.pdf>. Acesso em: 2 set. 2020.

PIERCE, B. A. **Genetics Essentials**: Concepts and Connections. New York: W. H. Freeman and Company, 2010.

ROSEMBERG, J. **Nicotina**: droga universal. Disponível em: <https://www.inca.gov.br/sites/ufu.sti.inca.local/files//media/document//nicotina-droga-universal.pdf>. Acesso em: 2 set. 2020.

ROSS, M. H. et al. **Histologia**: texto e atlas. 2. ed. São Paulo: Panamericana, 1993.

ROSS, M. H.; PAWLINA, W. **Histologia**: texto e atlas em correção com a biologia celular e a molecular. 6. ed. Rio de Janeiro: Guanabara Koogan, 2012.

SADLER, T. W. **Langman**: embriologia médica. 13. ed. Rio de Janeiro: Guanabara Koogan, 2016.

SCHOENWOLF, G. C. **Larsen**: embriologia humana. 5. ed. Rio de Janeiro: Elsevier, 2016.

SOBOTTA, J. **Histologia**: atlas colorido de citologia, histologia e anatomia microscópica humana. 5. ed. rev. Rio de Janeiro: Guanabara Koogan, 1999.

STANDRING, S. **Gray's anatomia**: a base anatômica da prática clínica. 14. ed. Rio de Janeiro: Elsevier, 2010.

TORTORA, G. J.; NIELSEN, M. T. **Princípios da anatomia humana**. 12. ed. Rio de Janeiro: Guanabara Koogan, 2013.

UNIFESP – Universidade Federal de São Paulo. Departamento de Psicobiologia. **Classificação das drogas psicotrópicas**. Disponível em: <https://www2.unifesp.br/dpsicobio/drogas/classifi.htm>. Acesso em: 2 set. 2020.

WEINBERG, R. A. **A biologia do câncer**. Porto Alegre: Artmed, 2008.

WOLPERT, L. et al. **Princípios de biologia do desenvolvimento**. 3. ed. Porto Alegre: Artmed, 2008.

# CONECTANDO IDEIAS

A embriologia e a histologia são áreas da ciência que exigem do estudante a compreensão de inúmeros detalhes morfológicos e fisiológicos. Nem todas as estruturas e eventos puderam ser abordados ao longo desta obra. No entanto, nesta seção, indicaremos algumas obras de grande notoriedade perante a comunidade científica, capazes de preencher possíveis lacunas. Aproveite para conhecer outras obras e aumentar ainda mais seus conhecimentos sobre a biologia.

GARCIA, S. M. L.; FERNÁNDEZ, C. G. **Embriologia**. 3. ed. Porto Alegre: Artmed, 2012.

Diferente da maioria das obras citadas nesta seção, esse livro não traz informações apenas sobre a espécie humana. Isso contribui significativamente para o aprendizado do leitor, ao permitir a comparação entre os eventos comuns e exclusivos dos diferentes grupos de seres vivos. Os autores abordam o desenvolvimento embrionário a partir de diferentes tipos de ovos e segmentações, inclusive introduzindo informações sobre genes reguladores e proteínas envolvidas na definição das características de cada animal apresentado. Além disso, o livro traz um capítulo inteiro sobre os anexos embrionários (Capítulo 26), que permite a compreensão das estruturas responsáveis por atividades fisiológicas básicas, como nutrição, respiração e excreção dos embriões durante seu desenvolvimento.

JUNQUEIRA, L. C.; CARNEIRO, J. **Histologia básica**. 10. ed. Rio de Janeiro: Guanabara Koogan, 2004.

Trata-se de um livro que aborda os tecidos animais, suas células, composição química, funções e estruturas do corpo humano por eles compostas. Tanto o material virtual que o acompanha quanto o atlas colorido logo no início do livro são interessantes ferramentas para aqueles que estão iniciando o estudo sobre os tecidos. Não há excesso de informações em meio às lâminas histológicas e são destacadas apenas as estruturas mais relevantes de cada tecido do corpo humano. As características desse material permitem o estudo prático, mesmo quando o uso do microscópio é inviável.

MOORE, K. L.; PERSAUD, T. V. N.; TORCHIA, M. G. **Embriologia clínica**. 10. ed. Rio de Janeiro: Elsevier, 2016.

É uma obra bastante completa e que vem sendo aperfeiçoada a cada edição, a fim de incluir eventos moleculares responsáveis pelo desenvolvimento do embrião, bem como de proporcionar atualização quanto aos conteúdos clínicos capazes de contribuir para a prática médica. Por meio de seus 21 capítulos, apresenta o desenvolvimento do embrião e do feto humano desde a formação dos gametas até o momento do parto. Além disso, destina capítulos específicos para cada sistema ou grupo de estruturas do corpo humano. Julgamos dignos de destaque os capítulos que abordam o período fetal (Capítulo 6), os defeitos humanos congênitos (Capítulo 20) e as vias de sinalização envolvidas com o desenvolvimento (Capítulo 21). Se desejar, procure também outras obras desses autores, como o livro *Embriologia básica*.

KIERSZENBAUM, A. L.; TRES, L. L. **Histologia e biologia celular**: uma introdução à patologia. 4. ed. Rio de Janeiro: Elsevier, 2016.

O livro é bastante interessante por trazer uma abordagem atual e diferenciada que enfatiza as moléculas envolvidas na composição e no funcionamento das células e dos tecidos. Embora traga uma linguagem por vezes mais rebuscada, é muito interessante para quem busca informações bioquímicas e moleculares mais aprofundadas. Na obra, as lâminas histológicas são apresentadas de maneira atrativa, pois, em diversos momentos, estão ao lado de representações esquemáticas, permitindo a comparação das imagens e facilitando a identificação das estruturas observadas por técnicas de microscopia. Cabe lembrar, ainda, que todos os capítulos trazem mapas conceituais, que podem ser úteis durante a revisão dos conteúdos e até mesmo para o diagnóstico de aspectos que precisam ser mais bem compreendidos.

ROSS, M. H.; PAWLINA, W. **Histologia**: texto e atlas em correção com a biologia celular e a molecular. 7. ed. Rio de Janeiro: Guanabara Koogan, 2016.

Ao longo de suas quase mil páginas, o livro apresenta o conteúdo por meio de um perfeito equilíbrio entre textos e ilustrações. Seus capítulos contam com quadros-resumo ilustrados, representações esquemáticas e imagens obtidas por técnicas microscópicas de excelente qualidade. Além disso, há boxes que correlacionam o conteúdo teórico abordado com questões práticas de extrema relevância clínica. Em especial, recomendamos a leitura do Capítulo 5 para aqueles que desejarem aprofundar-se nos estudos sobre as modificações do domínio apical das células epiteliais, bem como nas especializações que permitem a comunicação entre células e adesão célula-célula ou célula-matriz.

SCHOENWOLF, G. C. **Larsen**: embriologia humana. 5. ed. Rio de Janeiro: Elsevier, 2016.

Essa obra, que conta com diferentes edições, destaca-se por suas imagens extremamente didáticas, capazes de ilustrar o desenvolvimento humano de maneira a facilitar a compreensão das estruturas e da sequência de eventos envolvidos. É claro o cuidado da equipe responsável na hora de escolher as cores e manter o padrão de imagens do início ao fim. Assim, a ligação entre os eventos morfofisiológicos fica evidente, permitindo ao leitor complementar conhecimentos anteriores de maneira agradável a cada capítulo. Além das representações esquemáticas dos Capítulos 2 ao 4, que permitem compreender as mudanças ao longo dos principais estádios do desenvolvimento embrionário, o livro traz uma coletânea muito interessante de imagens obtidas por microscopia eletrônica.

WOLPERT, L. et al. **Princípios de biologia do desenvolvimento**. 3. ed. Porto Alegre: Artmed, 2008.

É um livro que aborda o desenvolvimento de diversas espécies de animais, seus eventos morfológicos, fisiológicos e genéticos. Explica os principais movimentos de migração das células nos estádios iniciais de desenvolvimento de uma maneira bastante didática, com auxílio de imagens e analogias. Além disso, traz em seu primeiro capítulo as origens históricas da biologia do desenvolvimento e importantes conceitos que facilitam a compreensão de qualquer outro texto referente à embriologia. Traz, ainda, informações relevantes para quem deseja obter conhecimento sobre os processos de diferenciação celular e padronização dos eixos corporais dos animais.

# APÊNDICE

## A CLASSIFICAÇÃO DOS TECIDOS CONJUNTIVOS DE ACORDO COM DIFERENTES AUTORES

**Quadro A** – Classificação dos tecidos conjuntivos segundo Gartner e Hiatt

| | |
|---|---|
| **Tecidos conjuntivos embrionários** | 1. Tecido conjuntivo mesenquimal (mesênquima) <br> 2. Tecido conjuntivo mucoso |
| **Tecido conjuntivo propriamente dito** | 1. Tecido conjuntivo frouxo (areolar) <br> 2. Tecido conjuntivo denso <br>     2.1. Tecido conjuntivo denso não modelado <br>     2.2. Tecido conjuntivo denso modelado <br>         2.2.1. Rico em fibras colágenas <br>         2.2.2. Rico em fibras elásticas (tecido elástico) <br> 3. Tecido reticular <br> 4. Tecido adiposo |
| **Tecido conjuntivo especializado** | 1. Cartilagem <br> 2. Tecido ósseo <br> 3. Sangue |

Fonte: Gartner; Hiatt, 2007, p. 128.

**Quadro B** – Classificação dos tecidos conjuntivos segundo Ross e Pawlina

| Tecidos conjuntivos embrionários | 1. Mesênquima<br>2. Tecido conjuntivo mucoso |
|---|---|
| Tecido conjuntivo propriamente dito | 1. Tecido conjuntivo frouxo<br>2. Tecido conjuntivo denso<br>   2.1. Regular<br>   2.2. Irregular |
| Tecido conjuntivo especializado | 1. Cartilagem<br>2. Osso<br>3. Tecido adiposo<br>4. Sangue<br>5. Tecido hematopoético<br>6. Tecido linfático |

Fonte: Ross; Pawlina, 2012, p. 165.

**Quadro C** – Classificação dos tecidos conjuntivos segundo Junqueira e Carneiro

| Tecido conjuntivo propriamente dito | 1. Tecido conjuntivo frouxo<br>2. Tecido conjuntivo denso<br>   2.1. Modelado<br>   2.2. Não modelado |
|---|---|
| Tecido conjuntivo de propriedades especiais | 1. Tecido adiposo<br>2. Tecido elástico<br>3. Tecido reticular ou hematocitopoético (linfoide e mieloide)<br>4. Tecido mucoso |
| Tecido conjuntivo de suporte | 1. Tecido cartilaginoso<br>2. Tecido ósseo |

Fonte: Junqueira; Carneiro, 2004, p. 120.

**Quadro D** – Classificação dos tecidos conjuntivos segundo Kierszenbaum e Tres

| | |
|---|---|
| **Tecido conjuntivo embrionário** | 1. Mesênquima ou geleia de Wharton (mucoide) |
| **Tecido conjuntivo adulto** | 1. Tecido conjuntivo propriamente dito<br>   1.1. Tecido conjuntivo frouxo (ou areolar)<br>   1.2. Tecido conjuntivo denso<br>      1.2.1. Modelado<br>      1.2.2. Não modelado<br>2. Tecido reticular<br>3. Tecido elástico |
| **Tecido conjuntivo especializado** | 1. Tecido adiposo<br>2. Cartilagem<br>3. Osso<br>4. Tecido hematopoético (medula óssea)<br>5. Sangue |

Fonte: Kierszenbaum; Tres, 2016, p. 123, 181.

# RESPOSTAS

**CAPÍTULO 1**

1. d
2. e
3. b
4. d
5. F, V, F, V, V

**CAPÍTULO 2**

1. c
2. d
3. e
4. c
5. c

**CAPÍTULO 3**

1. e
2. d
3. b
4. a
5. c

**CAPÍTULO 4**

1. b
2. F, V, V, F, V
3. d

4. b
5. e

## CAPÍTULO 5

1. c
2. a
3. c
4. e
5. V, V, V, F, F

## CAPÍTULO 6

1. d
2. e
3. b
4. c
5. F, F, V, V, V

# SOBRE A AUTORA

**Débora Cristina Cestaro** é doutoranda em Genética pela Universidade Federal do Paraná (UFPR), mestre em Ensino de Ciências pela Universidade Tecnológica Federal do Paraná (UTFPR), especialista em Prevenção à Dependência Química (FEAD), graduada em Licenciatura e Bacharelado em Ciências Biológicas (UFPR) e em Tecnologia em Artes Gráficas (UTFPR). A autora lecionou Biologia para o ensino médio e para cursos pré-vestibular, além de ministrar curso de formação de professores. Atualmente, é consultora de Ciências na Rede Marista de Colégios. Pesquisadora das áreas de ensino, tecnologia, genética, biologia celular, embriologia e reprodução, utiliza seus conhecimentos para desenvolver projetos gráficos e materiais didáticos sobre tais temáticas.

Os papéis utilizados neste livro, certificados por instituições ambientais competentes, são recicláveis, provenientes de fontes renováveis e, portanto, um meio **respons**ável e natural de informação e conhecimento.

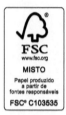

Impressão: Reproset
Abril/2023